U0245942

相约老年健康
科 普 丛 书

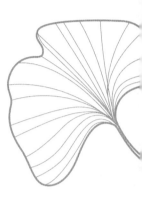

相约老年健康科普丛书

北京老年医院
组织编写

老年人
精神健康小处方

主　编　吕继辉
副主编　张守字　李　沫
编　者（按姓氏笔画排序）

马　丽　北京老年医院
马宗娟　北京老年医院
王　宁　北京回龙观医院
母海艳　北京老年医院
吕继辉　北京老年医院
刘向国　北京协和医学院
刘丽欣　北京老年医院
李　沫　北京老年医院
李文杰　北京老年医院
何雪玲　北京老年医院
张　力　北京老年医院
张守字　北京老年医院
张燕玲　北京市海淀区苏家坨镇社区卫生服务中心
武海燕　北京老年医院
胡月青　北京老年医院
聂永慧　远洋养老运营管理有限公司
贾东梅　北京老年医院
高文超　北京老年医院
曹　萌　北京老年医院
魏立和　北京老年医院

主　审　郑　曦

人民卫生出版社
·北　京·

相约老年健康
科普丛书

编写委员会

顾　　问　潘苏彦

总 主 编　禹　震

副总主编　宋岳涛　郑　曦　马　毅

编　　委　李方玲　陈雪丽　李长青

　　　　　吕继辉　杨颖娜　李　翔

截至 2022 年底，我国 60 岁及以上老年人口达 2.8 亿，占总人口的 19.8%；65 岁及以上老年人口近 2.1 亿，占总人口的 14.9%。"十四五"期间，60 岁及以上老年人口预计超过 3 亿，占比将超过 20%，我国将进入中度老龄化社会。预计到 2035 年左右，60 岁及以上老年人口将突破 4 亿，占比将超过 30%，我国将进入重度老龄化社会。中国不仅是人口大国，还是世界老年人口大国。老人安则家庭安，家庭安则社会安，面对快速发展的人口老龄化形势，面对世界绝无仅有的老年人口规模，如何走出一条有中国特色的应对人口老龄化之路，实现及时、综合、科学应对，是摆在党和政府及全体中国人面前的一个重要课题。

党的十九届五中全会明确提出"实施积极应对人口老龄化国家战略"，这是以习近平同志为核心的党中央在我国进入新发展阶段、开启社会主义现代化国家建设新征程之际作出的重大判断，是从党和国家事业发展全局出发作出的重大部署。2021 年重阳节前夕，习近平总书记对老龄工作作出重要指示，强调贯彻落实积极应对人口老龄化国家战略，把积极老龄观、健康老龄化理念融入经济社会发展全过程。党的二十大报告提出"推进健康中国建设""把保障人民健康放在优先发展的战略位置"和"实施积极应对人口老龄化国家战略"。推进实现健康老龄化是民之所需、国之所愿的大好事，是新时代我国最主动、最经济有效、最可持续、最符合国情的应对人口老龄化的方式和举措，也最能体现人民至上、生命至上的宗旨。

为把健康老龄化落到实处，实现"生得要优、养得要壮、活得要好、老得要慢、病得要晚、走得要安"的目标，北京市积极构建以健康教育、预防保健、疾病诊治、康复护理、长期照护、安宁疗护为主要内容的综合连续、覆盖城乡、就近就便的老年健康服务体系和"预防、治疗、照护"三位一体的老年健康服务模式。北京老年医院作为全国著名的以老年健康服务为特色的三级医院，积极参与国家及北京市健康老龄化研究和项目的推进，同时还承担了北京市老年健康和医养结合服务指导中心的工作，统筹推进全市健康老龄化的实施，老年友善医疗机构建设等多项成果被国家卫生健康委员会上升为国家政策在全国推广，为全市和全国健康老龄化的实施作出了贡献。

常言道，最好的医生是自己，最好的医院是厨房，最好的药物是食物。每个人是自己健康的第一责任人，在维护自身健康的过程中，个人和家庭的生活方式发挥着关键性的主导作用。北京老年医院组织编写的《相约老年健康科普丛书》共6个分册，是专门写给老年朋友的科普著作，非常实用。本套丛书语言流畅，图文并茂，内容深入浅出，真正道出老年健康的真谛。民以食为天，《老年人吃出健康好身体》分册讲出了饮食健康在老年人维护自身健康中发挥着最基础、最重要的作用，只有合理膳食，保持营养平衡，才能保障人体各组织结构的稳定、新陈代谢作用的发挥和各种功能的高效协同。生命在于运动，《老年人运动健康一本通》分册道出运动是开启老年人身心健康之门的"金钥匙"，愿老年人始终保持充沛的精力和持续的运动功能，生命不息，运动不止。睡眠是保持身心健康的良药，也是解决烦恼问题的法宝，更是提高认知能力的补品，《老年人睡出健康病不扰》分册指明了睡眠在保障老年人健康方面的关键作用，人生约有1/3的时光是在睡眠中度过的，良好的睡眠为我们送来健康的身体、清醒的头脑、快乐的心情、平静的心态、良好的记忆、美丽的容颜、幸福的生活和精彩的世界。精神健康是保障人体身心健康的重要基石之一，《老年人精神健康小处方》分册送给老年人保持心情舒畅、排解忧愁、解除烦恼、远离焦虑、免除抑郁、避免失智、永葆认知的秘诀。做好安全防范，防微杜渐，可以免除日常生活中的许多麻烦，《老年人日常安全小知识》分册教给老年人如何防范居家生活中的用电、用气、用火和被盗风险，如何保障起居安全、出行安全、饮食安全、用药安全和财产安全等，小心驶得万年船，对于老年人更加适用。自身的健康命运掌握在自己手中，《老年人小病小痛小对策》分册为老年人送去了祛病强身、解除病痛的许多小策略、小妙招，达到疾病早预防、早发现、早诊断、早治疗、早康复之目的，起到事半功倍的作用。

聚沙成塔、集腋成裘，一件件看似每日都在重复的小事，构成了保障老年人乐享晚年健康生活、提高生命质量的一块块基石。本套丛书贴近老年人的生活，针对老年人的需求，真正体现了以老年人的健康为中心，相信本套丛书会给老年人维护自身健康指点迷津、传经送宝，为老年人答疑解惑，成为老年人生活中的良师益友。

最后，愿北京老年医院在积极应对人口老龄化的国家战略中发挥更大更重要的作用，百尺竿头更进一步！在此，向本丛书的所有参与者、支持者表示敬意和感谢！

王小娥
北京市卫生健康委员会党委委员
北京市老龄工作委员会办公室常务副主任
2023 年 3 月

序

二

　　党的十九届五中全会明确提出"实施积极应对人口老龄化国家战略"。《健康中国行动（2019—2030 年）》的"老年健康促进行动"中指出："我国老年人整体健康状况不容乐观……患有一种及以上慢性病的比例高达 75%。失能、部分失能老年人约 4 000 万。开展老年健康促进行动，对于提高老年人的健康水平、改善老年人生活质量、实现健康老龄化具有重要意义。"老年人应改善营养状况、加强体育锻炼、参加定期体检、做好慢性病管理、促进精神健康、注意安全用药和家庭支持。为了更好地推进"老年健康促进行动"，北京老年医院组织编写《相约老年健康科普丛书》，共 6 册，分别从老年人的营养健康、运动健康、睡眠健康、精神健康、日常安全和慢性病防控等方面给予指导，目的是让老年人提高自身的健康素养，提升主动健康的能力和水平，达到强身健体、延年益寿、享有高品质生活之目的。

　　没有老年健康，就没有全民健康。老年人是一个特殊群体，随着年龄逐渐增长，会出现身体结构老化、功能退化、多病共存、多重用药、认知下降、心境不佳、适应不良、地位弱化、脆性增加和风险增大等一系列表现，且生理性衰老、心理性衰老和社会性衰老会越来越突出。维护好老年人的健康，实质上是一项复杂且系统的工程，要做好这一工程，最重要也是最经济的措施之一就是做好老年人的健康教育和预防保健工作。如何才能保障老年人的健康？就老年人个体而言，应坚持不懈地学习和掌握老年健康的相关知识和基本技能，在日常的生活中真正做到合理膳食、戒烟限酒、适量运动和心理平衡；就老年人家庭而言，应为老年人创建膳食平衡的饮食环境、便于出行的生活环境、舒适安全的居住环境和心情舒畅的文化环境；就老年医疗卫生机构而言，应为老年人创建涵盖健康促进、预防保健、慢性病防控、急性疾病医疗、中期照护、长期照护和安宁疗护等综合连续的老年健康服务；就国家而言，应为老年人创建老有所养、老有所医、老有所学、老有所为、老有所乐的社会环境。只有充分动员全社会的力量，才能将老年健康促进行动落到实处，才能真正实现健康老龄化的伟大战略目标。

北京老年医院是全国老年医院联盟的理事长单位，是老年友善医疗机构建设的发起者，是全国老年健康服务体系建设的龙头单位，也是北京市老年健康与医养结合服务指导中心和北京市中西医结合老年病学研究所的所在机构。北京老年医院人始终坚持促进老年健康、增进老年福祉的责任担当和使命，先后主持编写《健康大百科——老年篇》《健康大百科——老年常见健康问题篇》和《权威专家解读科学就医系列——老年人就医指导》等科普著作，深受读者的好评，愿本套《相约老年健康科普丛书》更能成为老年人的良师益友，引导老年人始终拥抱健康、享受健康。

本套丛书的编写，得到了北京市卫生健康委员会、北京市医院管理中心、北京市老龄工作委员会办公室的大力支持，得益于全市多家医疗机构科普专家的通力合作，在此一并致以最诚挚的谢意！

由于编写时间仓促和编写者水平有限，书中难免存在缺点和错误，愿老年读者朋友们不吝赐教。

禹　震

北京老年医院院长

2023 年 3 月

老年人

精神健康小处方

前言

俗话说，人生最美夕阳红。人人都盼望有一个健康、快乐、充实的晚年。世界卫生组织对老年人健康状态提出了多维评价标准，除了身体健康，还包括对大脑健康和精神健康的评估。精神健康和身体健康都是保持日常生活能力、社会交往和料理经济事务的必要条件。老年人要心态平和、宽容，学会用爱滋润身边的事物，既要有现实的自我意识，又要积极与家庭和社会融合，提升幸福感、价值感、使命感、归属感和认同感。

然而，由于受到环境、社会、家庭和躯体等综合因素的影响，老年人容易出现影响身心健康的精神心理问题。本书介绍了老年人维护精神心理健康的小知识，也介绍了常见精神心理问题的诱发因素、不适表现，以及预防、就医和照护策略。希望老年人能够保持健康的精神心理状态，出现问题时能尽早识别，及时就医，积极进行自我调适。希望老年朋友及其家人能开卷有益！

吕继辉

2023 年 3 月

老年人精神健康小处方

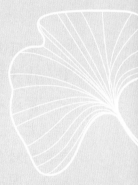
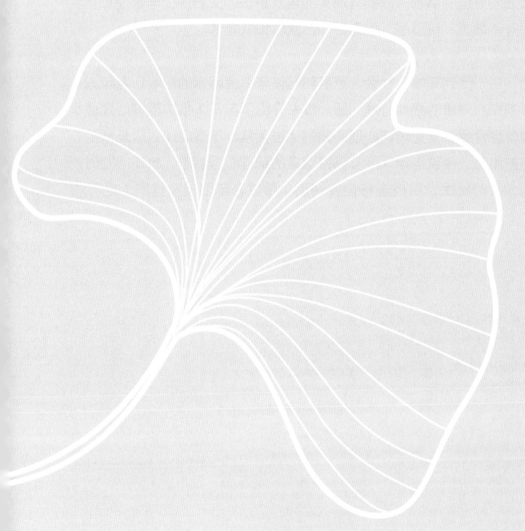

目 录

一、老年人如何保持精神健康

二、适应社会环境变化，保持心理健康

三、科学应对老年人常见的精神心理疾病

四、正确处理与躯体疾病相关的精神心理问题

一、老年人如何保持精神健康

（一）如何化解更年期的烦恼

1. 更年期女性身体会发生哪些变化

进入更年期以后，女性最为明显的变化是月经会发生紊乱，一般表现为经期延长、月经周期不规则、月经量增多、突然停经，甚至不规律出血。

女性进入更年期后体内雌激素水平下降，如果缺乏运动容易出现骨质疏松，经常会感觉全身的骨关节酸痛，有些女性个子变矮，严重的甚至发生骨折。

更年期女性私处的皮肤会变得干皱，抵抗疾病的能力降低，容易引发妇科炎症；私处皮肤弹性下降，分泌物减少，使得夫妻生活时可能出现疼痛。另外，女性的胸部还会萎缩、下垂，尿道括约肌的松弛会导致用力的时候漏尿，膀胱黏膜变薄会引发膀胱炎。

女性进入更年期后血压也容易出现波动，血压升高的患者会出现头痛头晕、胸闷心慌、两眼发胀等不适。另外，血脂升高、动脉斑块以及心律失常（一般为功能性的）的发生率也会增加。

更年期肥胖大多是臀部脂肪分布到腹部，腹部脂肪堆积使得体形由梨形变为苹果形。如果放任不管，那么肥胖很可能诱发一些慢性病。

2. 更年期女性常见的精神心理问题有哪些

更年期综合征在更年期女性中最为常见，会引发多个系统的症状，如敏感、喜静、怕声、怕光、心悸、胸闷、出汗、阵发性颜面潮红；胃肠功能障碍，如食欲减退，食量减少，腹胀，大便秘结；月经紊乱或停止，性功能减退；四肢麻木感；头痛、头晕、失眠、情绪不稳；注意力不集中，记忆力减退。更年期女性常见的心理问题有更年期忧郁症、更年期妄想症、更年期偏执状态等。

更年期忧郁症女性患者较多，起病缓慢，初病时患者感到全身乏力不适，早醒，失眠，食欲减退，体重减轻，对其他事物兴趣不佳。数周或数月后症状逐渐明显，患者情绪更加低落，出现惶惑、焦虑、烦躁、恐惧、多愁善感、悲观消极、长吁短叹、坐立不安、惶惶不可终日等表现，主要是自责、自罪及疑病观念，严重者可有恳求别人同情和援助的表现。有的患者为了摆脱痛苦，会采取隐蔽的方法伤害自己。有的患者由于兴奋不眠和拒食而消瘦，面容苍老，伴有便秘及自主神经性症状，如阵发性颜面潮红、心悸、出汗增多，还可伴有脑动脉硬化和程度不一的认知功能减退，如注意力不集中，丢三落四。

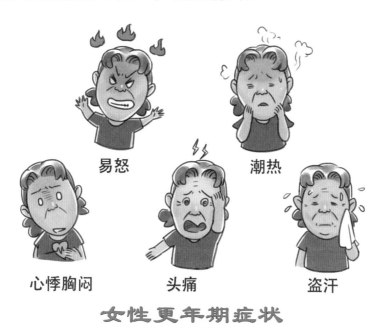

易怒　　　　　潮热

心悸胸闷　　　头痛　　　　盗汗

女性更年期症状

更年期妄想症以嫉妒妄想、被害妄想和关系妄想较为常见。起病时患者通常敏感多疑，会格外察言观色，怀疑别人看不起自己。伴有性功能衰退者常常产生嫉妒妄想，常见于女性，开始认为丈夫对自己态度不好，进而怀疑对方厌恶自己而另有新欢，起初是没有根据地怀疑，为了寻找事实依据而留意对方的行动及其与异性交往时的言谈和态度，偷偷地检查对方的衣物、手机短信、网络联系等，甚至进行跟踪。妄想形成后会将所有接触到的事物都当作妄想的依据。被害妄想在更年期女性中也很多见，患者开始时怀疑经常接近的人，如怀疑家属、邻居要害她，继而怀疑所有的人都在监视她和串通起来谋害她。有时会将以往生活中的经历按照妄想观念加以曲解，以证明自己遭受的迫害由来已久。妄想的内容虽然并不系统和完整，但开始也有一定的逻辑性，而且从表面上看似乎合乎情理，甚至会被人信以为真，发展下去则越来越荒谬。出现幻觉者，以幻听（又称听幻觉）及幻触（又称触幻觉）多见，幻觉的内容与妄想密切联系，并会助长妄想的发展。受妄想幻觉的影响，患者情绪容易激动，经常一面诉说一面哭泣，常因妄想发生冲动行为。此时患者的智能往往保持良好。

更年期偏执状态以嫉妒、疑病、被窃或被害等妄想为常见，可伴有幻觉。幻觉与妄想内容较固定，并影响患者的情绪与行为，导致紧张、焦虑、恐惧、愤怒等情绪以及冲动、拒食或自伤等行为，但从不影响患者与环境接触及操持家务，患者常主动倾诉内心体验。

如果自己或亲友更年期时出现上述现象应寻求医生的帮助。

3. 男性也有更年期吗

男性也有更年期。衰老是自然界一切生命现象的共同特征，更年期是由中年步入老年的过渡时期和前奏。男性更年期在 55~60 岁，因人而异。女性卵巢功能减退的速度非常快，所以更年期症状较为明显。而男性睾丸功能、性腺功能逐渐减退，分泌的雄激素逐渐减少，减少的速度非常缓慢，因此男性更年期症状非常轻微。更年期男性因睾丸功能减退，雄激素分泌减少，可出现性功能逐渐减退，表现为勃起功能障碍、性欲下降。另外，更年期男性的体力精力也逐渐下降，容易疲劳，出现食欲减退、便秘或腹泻、骨骼关节疼痛、肌肉力量下降、肌肉萎缩，还可出现阴毛、腋毛脱失，肚子越来越大。更年期男性也可以出现精神心理的症状，表现为悲观、失望、对生活失去热情、易急躁、记忆力减退、失眠、睡眠质量差，但往往不会影响生活质量。

建议处于更年期的男性朋友们保持良好的生活方式，保证合理的营养、适度的锻炼，戒烟，限酒，维持心理平衡。

4. 如何缓解更年期的焦虑情绪

更年期焦虑情绪的出现与精神压力过大有关，因此，处于这个阶段要及时通过有效方法缓解精神压力，遇到难题时学会换位思考，千万不要一直为过去耿耿于怀，也不要为明天过度担忧。经常与人沟通或者向信赖的人倾诉，是一种非常有效的缓解焦虑的方法。还应该注意保持饮食清淡，多吃富含蛋白质和维生素、多种微量元素的食物，少吃具有刺激性的食物如辛辣、含有咖啡因和酒精的食物。

经常泡热水澡可以舒缓身心，消除紧张和焦虑情绪。当机体处于焦虑状态时会导致神经末梢的血液量减少，适当泡澡能够加强神经末梢血流量，促进血液循环，起到消除焦虑的作用。

心理治疗是通过语言或非语言的方式，帮助和影响求助者的一种治疗手段。在治疗的过程中，治疗师通过言语、表情、行为动作和一些特定的场景，帮助患者在认知、情感、意志、感知觉等方面产生积极的变化，以解决工作、家庭、社交等方面的问题，使患者更好地保持身心健康。如果更年期焦虑比较严重，可以在专科医生的指导下，使用药物缓解症状，如个性化的激素替代治疗可以帮助控制更年期症状。

5. 如何预防更年期综合征

（1）饮食：进入更年期宜增加钙含量高的食品的摄入，比如牛奶和绿叶蔬菜；增加富含铁元素和锌元素的食物的摄入，比如动物肝脏、禽肉、蛋。另外，建议女性增加豆制品的摄入，因为大豆异黄酮具有类似雌激素的作用，可以缓解更年期的不适感，让气色变好。对于重口味的食物少碰为妙。

（2）饮品：女性进入更年期之后，一定要少喝咖啡等刺激性饮品，以防刺激神经系统加重症状。不要喝酒，可以喝一点花草茶代替酒精类饮品。玫瑰花茶就是非常好的选择，能够帮助疏肝理气，其中含有的黄酮类成分，可以调节代谢平衡，辅助抗炎，增强免疫力。

（3）运动：更年期女性不论进行什么运动，都能使全身各部位肌肉和骨关节得到锻炼，但是切莫过度，勿给身体造成伤害。一定要坚持，不可"三天打鱼两天晒网"。每天循序渐进地进行运动，能够让脏器的功能活动有个适应的过程，避免劳累。

（4）心态：有些女性想到更年期就会感觉到恐慌，其实更年期是每个人必然经历的时期，是正常的事情。更年期的女性朋友们应调整心态，不要过于焦虑。

（5）睡眠：熬夜会令身体和精力得不到休息和恢复，使体内毒素增加，降低身体免疫力，同时影响激素水平。长时间熬夜，会使内分泌失调，加速衰老，更年期提前到来，所以保证充足的睡眠至关重要。

（魏立和）

（二）预防认知衰退，延缓大脑老化

6. 哪些疾病可以导致老年人记忆力下降

　　人的记忆力随着年龄增长而逐渐下降，这是正常的生理现象。一提起记忆力下降大家就会想到老年期痴呆、阿尔茨海默病这些名词，其实有些心理和躯体疾病也可导致记忆力下降，早期干预可以逆转记忆力下降或者减缓记忆力下降的速度。老年期抑郁症及脑血管病在老年人中很常见，且易导致老年人记忆力下降，治疗一般能取得良好的效果。下面我们以这两种疾病为例来介绍。

　　老年期抑郁症患者常常出现思维联想速度缓慢，反应迟钝，思考问题困难，记忆力下降，甚至生活能力下降，以为得了老年期痴呆，服用促智药物效果不佳，但应用抗抑郁药后，患者的症状往往得到显著改善。

　　很多人可能会有疑问：老年人离退休后本应颐养天年，为什么也会抑郁呢？有些老年人会感觉自己个人价值难以继续体现，因为孩子工作忙，很长时间见不到，就容易出现情绪低落、兴趣缺乏、早醒（比平时早醒 2~3 小时，早醒后不能再入睡）、身体各种不舒服的情况。如果这些症状持续 2 周以上要尽快就医。遵医嘱治疗后，大多数老年期抑郁症患者不仅情绪变好，而且记忆力下降的情况也会逆转。

　　老年人的血管会逐渐老化，合并高血压、糖尿病的老年人更易发生心脑血管疾病。脑梗死或大脑供血动脉狭窄所致慢性脑缺血可导致患者记忆力下降。有些老年人发生脑梗死后四肢活动并未受到影响，而仅仅表现为记忆力下降，这时脑血管病容易被忽视，以致耽误治疗。所以，老年人出现急性记忆力下降等需到医院及时接受诊治。还有一些老年人并没有急性脑血管病变，记忆力呈进行性下降，行颅脑计算机断层扫描（CT）等检查可见多发慢性缺血灶，这类老年人也需要在医生指导下进行治疗。积极的干预会使记忆力下降的情况得到遏制或减缓恶化。老年人应定期进行血管性危险因素的筛查，如血糖、血压、血脂，体检发现异常指标尽早处理，预防脑血管病的发生。如果已经发生脑血管病，应遵医嘱服药，依从健康生活方式，定期复诊。

我国已进入老龄化社会，随着老年人口占比越来越大，老年朋友们的身心健康对家庭、社会的影响也越来越显著。因而，应该更加重视老年人的心理健康，同时督促老年人定期体检，对疾病做到早发现、早治疗，实现健康老龄化。

7. 年纪大反应慢该怎么办

有些老年人对别人说的话一时反应不过来，别人的提问自己心里明白，但不能恰如其分地表达，难免着急懊恼，该怎么办呢？

听不懂别人说话的意思或者听懂了想回答却说不出来、词不达意，如果在短时间内突然出现这种情况，需要立即就医，明确有无急性脑血管病等异常情况；如果这种情况是缓慢进行性出现的，那要谨防神经变性疾病或者颅脑肿瘤的可能，同样需要尽快就医明确诊断，及时治疗。

另外，老年人听力下降很常见，一句话往往需要别人重复几遍才能弄明白意思。时间长了，老年人与外界交流的意愿下降，反应能力逐渐降低。听力障碍的老年人需要及时就医，必要时佩戴助听器，加强与外界交流，慢慢恢复自信。

老年人常因体力下降不愿出门，与人交流减少，长此以往可能出现语言能力下降。应鼓励老年人多参与娱乐活动，儿女要抽出时间多和老年人聊天。在社会和家庭的关爱下，老年人会最大限度地保持活力。

8. 听说吃核桃是补脑的妙招，靠谱吗

民间有"以形补形"的说法，核桃因为长得像人类大脑，经常被认为有补脑的功能。核桃真的能补脑吗？核桃中含有丰富的脂肪和蛋白质，其中对健康有益的不饱和脂肪酸含量占到了总脂肪酸含量的90%以上。从科学的角度来说，核桃能"补脑"并不是因为核桃仁形状类似大脑，而是因为核桃中富含一种重要的营养素——α-亚麻酸，的确对大脑健康有益。α-亚麻酸是一种人体必需的多不饱和脂肪酸，在体内可以转化为二十二碳六烯酸（DHA）和二十碳五烯酸（EPA）。α-亚麻酸是人自身无法合成的，需要从食物中摄取，而核桃中 α-亚麻酸含量在常见坚果中名列前茅。所以，老年人以及脑力工作者每天吃适量核桃对维持大脑健康、减缓认知衰退有帮助。但是食补只是促进大脑健康的一个方面，追求全面健康的生活方式才是根本。

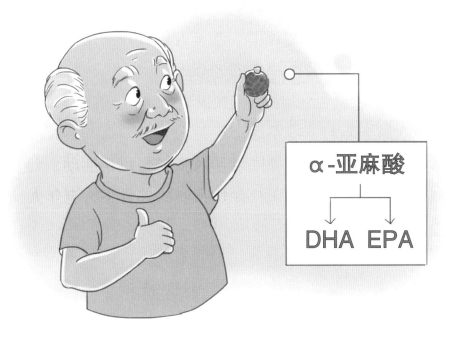

α-亚麻酸

DHA EPA

（高文超）

（三）身体衰弱别担心，积极防治有益身心

9. 识别老年人衰弱的5个要点是什么

随着年龄增长，有些老年人逐渐出现衰弱。衰弱是身体多个系统功能衰退的积累，导致生理储备下降和抗应激能力减退的状态。据估计，65岁及以上社区老年人中衰弱患者占10.7%，85岁以上人群中衰弱患者占比可高达30%~45%。衰弱是诸多不良健康结局的前兆，多项研究表明，衰弱增加跌倒、精神错乱、糖尿病、失能、死亡等不良健康结局的风险，进而增加住院率。衰弱是老年人不良预后的高危因素，是老年人失能前的"窗口期"，也被视为介于生活独立与死亡的中间阶段。

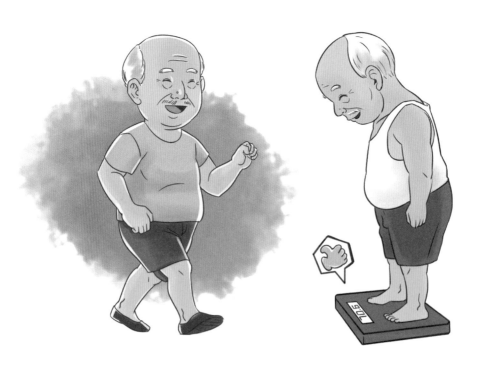

识别老年人有无衰弱，需要注意下面 5 个要点，具备其中 3 项及以上为衰弱，具备 1 ~ 2 项为身体衰弱前状态：①体重减轻（过去 1 年体重下降≥5%）；②精疲力尽（需要努力才能参与活动）；③无力（握力降低）；④步行速度较慢；⑤体力活动减少。对于这 5 项指标不同国家地区有不同的标准，因此，是否衰弱需要由专业人员进行判断。老年人如果出现虚弱、疲劳、活动量减少、厌食、进食减少、体重下降等问题，应该尽早到医院就诊，及时预防、发现和治疗衰弱。

10. 衰弱相关的心理问题有哪些

衰弱包括躯体衰弱、心理衰弱和社会衰弱。心理衰弱的发生会使老年人的认知、情绪和应对能力发生变化，给老年人带来不良的疾病转归和健康结局。

衰弱伴发的各种疾病致使老年人身体不适、功能下降，特别容易产生悲观、消极和抑郁的情绪。衰弱老年人活动范围较小，体能下降，社会交往缺少和失能等情况常常会让老年人感觉孤独无助，有被遗弃的感觉，继而怀疑自身价值，甚至产生绝望的情绪。老年人最大的恐惧就是死亡，衰弱、多病会给老年人的晚年生活带来痛苦和失能，使老年人难免想到与死亡有关的问题，经常会做迎接死亡的准备。自我价值感的丧失与较强的自尊心交织存在，令衰弱老年人过分关注家庭成员和其他人对自己的看法，变得敏感多疑。

对衰弱老年人，家庭和医务人员应该给予更多关心和帮助，除了帮助老年人治疗躯体疾病，还应该关注老年人心理问题，必要时陪同老年人及时就诊和治疗。

孤独感在老年人中十分常见。我国上海一项调查发现，60～70岁的人中有孤独感的人占1/3左右，80岁以上者中有大约60%的人感觉孤独。孤独会使老年人选择更多的不良生活方式，如吸烟、酗酒、不爱活动，这些与心脑血管疾病、糖尿病等慢性病的发生和发展密切相关。衰弱老年人因为认知、体能和社会功能下降，更容易产生孤独感，建议老年人通过以下方法充实生活。

（1）多交流：经常找人聊聊天、说说话。建议多与老伴沟通。共同生活了几十年的夫妻是最亲近和最熟悉的人，到了老年阶段，相互陪伴，相依为命，相互倾吐心事是最大的慰藉。除此之外，还可以多与子女交流，与其他亲朋好友保持联系，分享体验，找到共鸣。

（2）多游玩：老年人离退休后，可根据自己的身体状况、经济条件和兴趣爱好，走出家门，或远或近，到处走走。秀美的风景可以使人心情舒畅、开阔视野。同龄人结伴出行，还可以增加相互交流的机会，是避免孤独感，增加生活乐趣的好方法。

（3）多参与：老年人离退休后闲居在家，如果无所事事，心理上会产生无价值感，觉得不再是对社会和家庭有用的人，觉得自己老迈无能，十分寂寞孤独。这些负性心理也会影响老年人的身体健康。怎样才能尽量避免这些负性心理的产生呢？建议老年人培养一些兴趣爱好，如书法、绘画、写作、音乐、舞蹈，若有一两种热衷的活动，会让生活更加充实有趣。在公园里经常看到老年合唱团、舞蹈队、书画社等社团，在这些社团中老年人更有时间发掘自己的潜力，使生活甚至比工作时更丰富多彩。有研究证实，即使只从事轻度的运动，积极的社会参与也可以帮助老年人获得较好的身体功能和心理健康。

12. 保健品能预防衰弱吗

老年人由于体弱多病和对死亡恐惧可能会偏爱保健品。保健品有时也被称作膳食补充剂。我国《食品安全国家标准　保健食品》将保健食品定义为：声称并具有特定保健功能或者以补充维生素、矿物质为目的的食品。即适用于特定人群食用，具有调节机体功能，不以治疗疾病为目的，并且对人体不产生任何急性、亚急性或慢性危害的食品。保健品不同于药品，不能治疗疾病，它是人体功能调节剂或营养补充剂。

预防衰弱单靠保健品是不够的，营养补充和运动锻炼相结合才能强身健体。从饮食方面来说，建议老年人每天蛋白质摄入量在 0.8～1.2g/kg；从运动方面来说，规律的身体锻炼能改善肌力和活动耐力，增强躯体功能，防止跌倒，延迟失能发生，预防痴呆和抑郁，提高老年人生活质量。另外，老年人还需要每年至少体检一次，管理好糖尿病、血管硬化和高血压等老年慢性病。

（母海艳）

（四）黄昏无限好，仍做有情人

13. 黄昏恋的三大秘诀是什么

人生婚恋有两种幸运，其一是一见钟情，其二是白头偕老。或是一场意外的邂逅，或是受父母之命的相识相知，步入婚姻殿堂，此后两人经过岁月的打磨，相濡以沫渐渐白头。以上是理想状态，也有不少夫妻磕磕绊绊中途分手，或是因为各种意外不得不阴阳两隔。当然，还有一部分人忙于工作，一直孑身一人。据调查，虽然绝大多数老年人有子女，但是大部分老年人不和子女生活在一起，空巢老人占84%。这些孤独寂寞的老年人非常渴望来自他人的温暖、体贴与陪伴，黄昏恋让不少老年人重现年轻时的活力与热情。下面介绍一下黄昏恋的三大秘诀。

第一点是坚持原则。不少老年人觉得好不容易遇到让自己心动的对象，生怕不抓紧会失去人生最后的美好。处于这种心态可能导致行事草率，匆匆结合，成婚之后又由于彼此家庭的种种纠纷最终分手。也有一些心术不正的人，利用老年人这一心理，欺骗感情和财产。老年人在黄昏恋中要学会守住自己的原则，了解自己想要的，特别是知道自己不想要的，充分考虑自己身体、性格、兴趣、生活习惯、经济状况等多种因素，保持对恋爱的忠诚，真挚地追求另一半。

第二点是放下过去。一些丧偶的老年人和前一任伴侣伉俪情深，故人逝去后不能相见，难免思念。虽然渴望开始下一段感情，但是在与现任交往的过程中，总是情不自禁地比较当下与过往，总希望找回当年的感觉。百人百性，各有各的好，总是对过去念念不忘怎么能有新的开始呢？放下过去，才能前行。

第三点是平衡关系。黄昏恋与其他恋爱相比，面临的社会关系更为复杂，不但要面对双方子女甚至孙辈，还要考虑其他重要的社会关系，比如子女的配偶及其父母、自己的兄弟姐妹、邻里朋友，特别是当与恋人年龄、社会地位、经济条件相差悬殊的时候，容易遭人议论。面对别人的不理解，老年人不要着急，尤其是不要发生冲突，多沟通，多交流，逐渐让关心自己的亲朋好友打消顾虑，争取获得理解与支持。面对个别刻意诽谤中伤的情况，不要钻牛角尖，把重心放在过自己的日子，体验自己的幸福上。

希望老年朋友们掌握这三点秘诀，获得一份稳定、持久、幸福的恋情。

14. 老夫老妻的爱情如何保鲜

俗话说少年夫妻老来伴，老夫老妻是最让人羡慕的婚姻状态。老两口在一起生活了几十年，一样的生活环境，一样的餐食作息，一样的困难压力，使两人的容貌和神情都越来越像，熟悉得不能再熟悉了。几十年面对同一张面孔，有些老年人会觉得乏味，觉得生活变得无聊，有些老年人会讨厌对方的唠唠叨叨，有些老年人开始反感对方的不拘小节，有些老年人则会因为对方不爱护身体着急生气。上面这些情况的出现，都是因为爱情过了"新鲜期"。那么如何让爱情保鲜，让老年生活过得更有趣呢？

首先，要保持一颗童心。虽然老年人阅历丰富、见多识广，但是人生短暂，世界之大之奇妙，人们用一辈子来探索都不够。所以，老年人最好怀着童心，对世界保持好奇心和新鲜感，与时俱进地了解世界的变化，用这样的心态和格局在老夫老妻的生活中创造出一份新鲜感。

其次，要有一份信心。很多老年人觉得自己年纪大了，记性不好，变笨了，学不会新东西。其实，只要平时注意锻炼身体，生活规律，多多练习，还是能够掌握新技术、新知识的。比如喜欢摄影的老年人，在和老伴一起游览时多为她拍照，在美丽的风景中加进自己最爱的人的倩影；喜欢烹饪的老年人，可以学习为自己的爱人做点新鲜健康的食物，在自己的社交圈子中发发视频或者照片，让大家一起分享两人的甜蜜。只要有信心，就能体会婚姻的甜蜜，保持住婚姻的新鲜感。

15. 孩子不同意父母黄昏恋怎么办

因为种种原因，老年人找到合适的另一半是一件非常不容易的事情，而子女又是老年人在世界上最在意的人，如果子女非常反对老年人再婚，老年人将特别为难，一边是亲情一边是爱情，到底选择哪一方？针对子女反对老年人再婚的问题，有如下建议。

首先，考虑一下独身的时间。通常来说独身半年之内的老年人再婚，子女反对的可能性比较大，反对的态度也比较强硬。有些老年人因为老伴离世非常痛苦，希望转身投入下一段感情来减轻内心的思念和煎熬；或者离婚后很快有了心仪的对象。但是从子女的角度来看，老年人刚独身就着急再婚，不是一件容易接受的事儿。据调查，对于独身 1 年以上的老年人来说，将近60%的子女鼓励或支持父母寻找伴侣，有30%左右的子女对父母是否再婚持中立态度，大约 10% 的子女强烈反对父母再婚。所以，建议刚刚独身的老年人不要着急再婚，好好交往一段时间，对未来的生活，给自己也给子女一个慎重的安排。

其次，认真与子女沟通，了解彼此的想法。对于有经济顾虑的家庭来说，婚前做好财产的约定，既能照顾到子女的感受，也能保证未来自己老年生活的稳妥。有数据显示，多数老年男士对女士收入高低无太高要求，只是希望女方能够有稳定的经济来源，能够养活自己；而单身女士通常希望男方越富裕越好。因此，婚前财产公证、婚后的经济协议，不但能够减少子女的顾虑，而且还会减少经济矛盾等非感情因素对新婚姻的不利影响，让老年人清清爽爽、利利落落地谈一场属于自己的恋爱，找到真正的精神伴侣，携手扶持共享晚年幸福生活。

16. 老年人还能有亲密的夫妻生活吗

很多人认为老年人不应该有亲密的夫妻生活，老年人自己也因为怕被人认为不正经而对夫妻生活避而不谈。其实，情欲是人类本能欲望之一，即便到了老年阶段也不可或缺。健康的夫妻生活能够减少愤怒、焦虑、悲伤等不良情绪，产生快乐、满足的积极心态，还能够强健骨骼肌肉，对抗衰老，延缓记忆减退，提高免疫力，改善心肺功能。因此，老年人理应保持健康的夫妻生活。

随着年龄的增加，老年人身体在结构和功能上和年轻时相比有不少差异。一般来说，男性可能会感觉力不从心，女性可能因为雌激素减少，出现润滑不足、干燥、疼痛。

因此，老年人首先要理解并接纳自己身体的变化，不要盲目使用某些所谓的"神药"，以免造成身体伤害和经济损失。其次要学习健康的亲密观念，从心理上认可自己的需求，根据自身和配偶的实际情况，寻找适合的亲密方式。另外，夫妻生活的意义是广泛的，不仅是狭隘意义上的两性生活，无论是甜蜜的情话、温柔的眼神，还是轻轻的牵手、缠绵的亲吻，抑或是徐徐的抚触、激烈的撞击，都是对亲密夫妻生活的诠释。适合自己的、夫妻都能接受的方式就是最好的，不用和别人比，也不用一味和自己以前的状态较劲。

17. 得了慢性病还能同房吗

2018 年一项调查显示，60 岁以上的老年人患一种慢性病的比例大约为 75%。最常见的慢性病是高血压、慢性阻塞性肺疾病和糖尿病。这 3 种疾病本身和治疗因素可能对夫妻生活造成一定的影响，老年人可以通过控制体重、合理膳食等措施改善体质，减轻疾病。上面几种慢性病并不是夫妻生活的禁忌，相反，健康的夫妻生活还可以改善心肺功能，提升健康水平。

患有前列腺增生、压力性尿失禁（咳嗽、大笑时漏尿）、尿路感染等疾病的老年人，经过系统诊疗后，也可以有夫妻生活。即使功能不能恢复到年轻时的状态，也不用过度担心，老年人还可以通过感情交流、皮肤的抚触、拥抱亲吻等其他亲密的行为来传递爱意，满足彼此感情和欲望的需求。不必刻意用时间、硬度或者高潮来衡量夫妻生活是否合格，因为真正的高级愉快感常常来自大脑。

有些老年人觉得已经失去生育功能了，买避孕工具麻烦又费钱，所以不再使用工具避孕，但这样会增加性传播疾病（简称"性病"）如某些病毒性肝炎、阴道炎、阴部真菌感染的感染机会。因此，患有未经治疗的性病或是在未采取安全措施的情况下，不适宜进行亲密行为。需要强调的是，调查显示，老年人感染艾滋病、梅毒、淋病等性病的比例不断升高，55 岁以上的中老年人中，大约 1/3 的人有性需求。因此，老年人的性行为也要保障安全性。

慢性病不是同房的绝对禁忌，应具体情况具体分析，遇到问题最好听从专业医生的建议，千万不要自己到处打听"祖传偏方"，以免伤害身心。

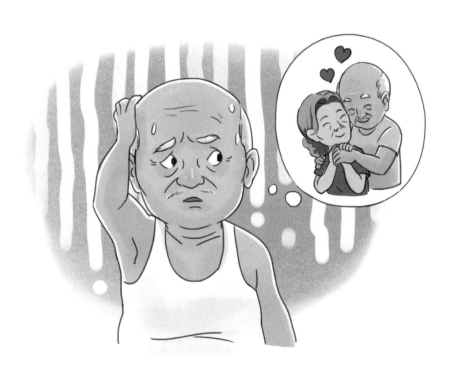

（王宁）

二、适应社会环境变化，保持心理健康

（一）离岗人不废，疾病绕着走

18. 什么是离退休综合征

有的老年人离退休前是干部，每天事情很多，很少能够按时回家，在家时也是电话不断或经常有人上门。本以为离退休后可以惬意地享受退休时光，但真的离退休了，却变得不愿出门，每天窝在家里抽烟、看电视，还总嫌弃老伴做的饭菜不好吃、屋子收拾得不干净，有时即便是散步，也要等天黑了才出门，看见熟人绕着走。这种情况可能就是离退休综合征的表现。

离退休综合征通常是指老年人在离退休后不能很好地适应新的社会角色、生活环境以及生活方式的改变，从而出现焦虑、抑郁、悲哀、恐惧等消极情绪，甚至会产生偏离常态的行为的一种适应性心理障碍。这种心理障碍还往往引发其他生理疾病，影响身体健康。

据统计，我国很多离退休老年人患有不同程度的离退休综合征，尤其是事业心强、好胜而善争辩、严谨而偏激、固执己见的老年人发病率较高。这些老年人离开几十年有规律和有责任感的在职生活，进入无约束、可自由支配时间的离退休生活，如果没有充分准备，就容易患上离退休综合征，表现为坐立不安、行为重复、犹豫不决、注意力不集中，做事经常出错。性情变化也很明显，易急躁和发脾气，对任何事情都不满意，总是怀念过去，遇事易猜疑和产生偏见。老年人如果离退休后出现这些情况，就可能是患了离退休综合征。

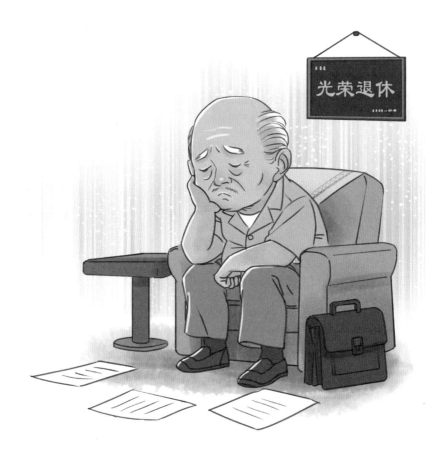

19. 离退休综合征是病吗

　　离退休综合征是一种心理疾病，属于适应性障碍。离退休者告别工作岗位回归家庭后的一段时间内，因工作习惯、生活规律、周围环境、人际交往、社会地位、工资待遇、权利范围等一系列相关因素发生了变化，可能产生较为强烈的不适之感。离退休综合征是适应能力较弱的个体在经历离退休应激事件后，出现的情绪障碍或适应不良现象，甚至导致个体的社会功能损害。离退休综合征形成的因素是比较复杂的，与个人的个性特点、生活形态和人生观有密切的关系。离退休综合征让原本乐观的人变得消沉，加速衰老过程，影响身体健康。

离退休老年人如果出现了失落感、孤独感，甚至抑郁焦虑症状应及时就医，优先考虑去精神心理科，在医生的指导下接受检查。首先需要完善体格检查，除外中枢神经系统器质性疾病，结合临床症状，进行明尼苏达多相人格问卷、汉密尔顿抑郁量表等辅助检查确诊。此外，中医学认为离退休综合征主要是情志病，鼓励离退休的老年人学习一些保健养生的知识，积极调节自己的观念和心情。

20. 如何正确看待"人走茶凉"

一些老年人离退休前可以说是事业有成，受人尊敬，掌声、喝彩、赞扬不断，一旦离退休，一切化为乌有。离退休被当成了"失败"，有用转为无用。如此反差使得老年人在心理上产生巨大的失落感，觉得"人走茶凉"，感到世态炎凉、人情淡漠。他们认为自己在离退休后所享待遇大不如前，从而产生负面情绪。对于离退休人员来说，正确看待所谓的"人走茶凉"就是在适应新的社会角色、生活环境以及生活方式，避免进一步产生消极情绪。

人们在工作的时候需要高效率沟通，生活节奏很快，而离退休以后要经历从忙碌到清闲的节奏变化，与社会的联系也会明显减少，内心会产生巨大的落差感，甚至对离退休的事实一时难以接受，很容易出现离退休综合征，老年人应该用积极的态度去看待离退休。

离退休是不可避免的，这不是遗弃，而是国家和社会赋予老年人的保障制度，初衷是让老年人安度晚年。离退休人员应该认识到这个事实，不能错误地认为自己已经是无用之人。恰恰相反，应该将离退休生活作为晚年生活的美好开始，不用再花费大量时间在工作上，可以重新审视人生，将精神寄托在其他有意义的事情上。离退休人员应主动让生活充实起来，锻炼身体，增强体魄，调整心态，顺应规律，做到老有所为，老有所乐。

21. 如何尽快适应离退休生活

接受离退休生活，适应全新的生活节奏，首先要在离退休前做好心理准备，在内心深处接受一定会离退休的事实。在即将离退休时可以设想以后的生活方式，逐步增加与离退休生活相近的生活内容，加强与已经离退休人员的沟通，渐渐进入离退休角色。离退休后要积极融入社会，扩大社交。离退休只是离开了工作岗位，而不是脱离社会，虽然与同事之间的联系减少，但是可以选择新的社交圈子去经营人际关系。良好的人际关系有助于排解孤独感，开拓生活领域，增加生活乐趣。在家庭中，也能有更多的时间去陪伴家人和与家人进行沟通，营造更加和睦的家庭氛围。

很多老年人在离退休之前就有自己的兴趣爱好，苦于没有时间和精力参与，离退休以后闲暇增多，可以充分享受爱好所带来的乐趣。即使之前没有特殊爱好，老年人也可以去发现自己感兴趣的事。老年人还可以积极参加社区组织的老年活动，比如书法、绘画、旅游、体育健身等，丰富老年生活。最好制订可行的生活作息表，建立新的生活节奏，养成早睡早起、饮食有度、适度活动的良好生活习惯。很多人在离退休之前或多或少有一些慢性病，应注重保健养生，避免暴饮暴食，避免久坐甚至熬夜，戒烟限酒，选择适合自己的娱乐方式，安度晚年。老年人如果已经出现了情绪低落，自怨自艾，沉默寡言甚至焦虑抑郁，应该主动寻求帮助，及时就医。

22. 如何与离退休老年人和谐相处

如果家里有刚离退休的老年人，在与老年人相处的过程中应该注意以下几个方面，营造和谐的家庭氛围。

老年人刚刚结束职场生活，心理上和生活上都需要一段时间去过渡、转变身份，家人应该给予老年人充分的耐心，换位思考去理解他们的不适感和落差感，指导老年人以平常心对待离退休问题，从心理上认识和接受离退休的事实，逐步做好角色转换。给予他们更多关心和陪伴，支持老年人参加社会团体活动，比如老年大学、社区歌唱比赛等等，多鼓励多赞美，让老年人感受到自己依然被社会、被家庭需要，获得满足感，从而逐渐适应离退休生活。

部分出现离退休综合征的老年人会并发抑郁症、焦虑症，表现为持续的心境低落，甚至悲观厌世，严重时可出现自杀、自伤企图或行为；或者反复紧张担心，坐立不安，还有自主神经功能失调的症状，如心悸、手抖、出汗、尿频。一旦发现老年人有以上症状，要及时带老年人就医，不要盲目责备患者，以免加重他们的自责和无用、无力感。家人需帮助老年人听从医嘱，配合治疗，并在日常生活中严密看护，避免患者长时间独处和意外发生。

简而言之，对待家中的离退休老年人，首先应该接受他们可能出现的各种心理及生活问题，帮助其尽快接受现实，多一分理解，少一分苛责，让老年人及时收获来自家庭的理解与支持，在和谐的家庭氛围中，更好地享受离退休生活。

（张燕玲）

（二）独居不可怕，保持心理健康有办法

23. 什么是空巢综合征

空巢一般指老年人无子女或与子女分居的状态。随着社会的发展，空巢老人的问题已经成为当今社会最重要的老龄问题之一。未来随着独生子女的父母步入老龄阶段，空巢家庭将成为老年人家庭的主要形式。由于孤单寂寞、缺乏精神慰藉，空巢老人可能会出现空巢综合征。空巢综合征是指老年人生活在空巢环境下，难以同社会接触，从而加速精神上的衰老。患空巢综合征的老年人思维能力和判断能力也会迅速衰退，甚至会诱发老年期痴呆、抑郁症和其他精神心理疾病。

空巢综合征是中老年人常见的一种心理危机，在精神疾病分类中属于适应障碍的一种。患有空巢综合征的老年人容易对生活感到不满，产生沮丧、失望、抑郁、焦虑等情绪。如果长时间患有空巢综合征，还会出现严重失眠、情绪障碍，对自己的存在价值表示怀疑，陷入无欲、无望、无助、无趣的状态，严重的会出现自伤、自杀行为，也会导致自身免疫功能下降从而诱发慢性病。受空巢影响产生的不良情绪，可导致一系列的躯体症状，甚至诱发新的疾病或症状，如入睡困难、早醒、睡眠质量差、头痛、食欲减退、心慌气短、消化不良、心律失常、高血压、冠心病、消化性溃疡等。

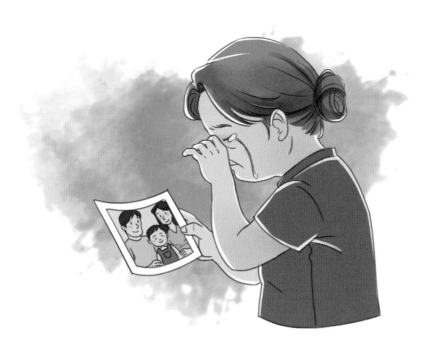

24. 空巢综合征有哪些表现

空巢综合征患者主要表现为精神空虚、无所事事、内心压抑、悲观自闭，伴随一系列躯体化症状如失眠、多梦、慢性头痛、消化不良、心悸气短等。出现空巢综合征表现时，需要采取相应措施缓解症状。

空巢综合征主要发生在身边没有亲人陪伴的老年人，患者之前的生活一般比较规律，通常有固定的工作节奏，或是照顾子女生活起居等；而在离退休、孩子离家等应激事件发生后，一时没有新的事物可以作为精神寄托，也没有稳定的业余爱好可以打发时间和精力，就会出现精神空虚、无所事事的局面。

患者在长时间独居、脱离人群后会逐渐觉得孤独、压抑，认为自己已经被社会遗弃、被家人忽视，不再被需要，久而久之会产生各种悲观负面情绪，胡思乱想甚至自闭，开始主动拒绝接触人群，拒绝接触新鲜事物并形成恶性循环。如果此时家人忽视了老年人的这些变化，任由其发展可能会导致老年期痴呆、抑郁和其他精神心理疾病，严重时老年人可出现自残、自伤甚至自杀行为，需要引起高度重视。怀疑老年人出现空巢综合征后应及时带老年人去医院就诊，除外器质性病变，并让老年人接受心理治疗，必要时接受抗焦虑抑郁药物治疗，绝大多数老年人可以康复。

25. 如何预防空巢综合征

预防空巢综合征不能采取消极的应对方法，如把注意力落在赌博等不正当的活动，应该积极科学地预防。老年人在即将与子女分离时可尝试积极的心理暗示法，让自己早日接受现实。比如孩子需要外出求学求职，不能经常回家团聚时，可以安慰自己这并不是一件坏事，而是子女成长的必经之路，每个人都是独立的个体，应该尊重子女的选择，为他们的独立而自豪。积极的心理暗示能帮助老年人尽快接受现实，更从容地过渡到独立生活的阶段。

子女以及其他亲朋好友应主动关爱空巢老人，即使不能见面也可以通过电话等通信方式联络感情，让老年人时常感受到自己仍然被牵挂、被需要。随着年龄的增长，老年人的生理功能逐渐衰退，对他人的依赖性越来越高，心理上也越来越脆弱，亲情的抚慰对空巢老人的健康生活至关重要。另一方面，很多老年人患有慢性病，亲人朋友的关心对老年人的身体康复也有很大的积极作用。

很多老年人在子女离家后会重新回归二人世界，可以通过互相关心、一起培养兴趣爱好、共同参与新鲜事务、外出旅游等方式增进夫妻感情，转移注意力，避免长期沉浸在没有子女陪伴的负面情绪中。日本人提倡的"一碗汤"距离，即子女与老年人居住距离不要太远，以送过去一碗汤而不会凉为标准。有专家建议，和父母住同一城镇的子女，与父母房子的距离最好不要太远。

26. 独居老年人应该如何调节和维持心理健康

独居老年人身边没有亲人，是比空巢老人更脆弱的群体，容易产生多种心理问题。长期缺乏交流沟通容易使老年人性格扭曲，由处事认真变成顽固执拗，由性格随和发展成任性粗野等。独居老年人还可能出现孤独、自闭，反复产生衰老和死亡的联想，导致自卑、烦躁、焦虑、多疑，感觉自己是多余的。

为了保持心理健康，独居老年人不妨让身体忙碌起来。培养健康的生活习惯，可以重拾原来的兴趣，也欢迎培养新的爱好。尝试养花、养草、养宠物等活动让自己有事可干，以一种既不劳累，又占据空闲时间的方式让自己充实起来。身体健康的老年人，也可以走出家门，和朋友一起游山玩水，在大自然中享受健康生活，让身体去适应合理的生活节奏，多运动，重新找回健康的生活状态。有研究表明，丰富的离退休生活能让老年人增寿 7.5 年。

虽然没有子女的陪伴，但是可以增强人际交往能力，多交朋友，增加自己的情感支持。经常和朋友一起聊天、倾诉是中老年人放松身心的良药。建议老年人积极参加社区组织的老年活动，多与同龄人交流，分享生活点滴，与一些值得信赖的亲友和社区工作人员保持联系，遇到生活上的不便和困难主动向他们寻求帮助。不脱离社会，不排斥人群，打开心扉才能不被孤独感左右。

（张燕玲）

（三）养老机构伙伴多，心理健康乐呵呵

27. 子女送父母去养老机构是不孝吗

百善孝为先，中华民族向来重视弘扬敬老美德的优良传统。《孟子·梁惠王上》中就提倡"老吾老以及人之老"的伦理美德，养老被古人认为是"王道之始，仁政之一"。到了宋代，敬老礼节有所简化，京师（中央政府）开始设置居老院，各州县（地方政府）也设置福田院等收容鳏寡、无子女老年人；北宋的范仲淹还曾创立义庄、义田，设置养老堂，亲族中的鳏寡孤独贫病者，皆可居住堂内，有效带动了民间设立养老福利设施的风气；清末民初还出现了公益性养老机构普济堂。由此看来，从家族养老、宗族养老、公益养老到国家养老，我国自古以来的养老就是多层次的，是文明和进步的体现。

但是长久以来我国大部分家庭还是深受传统孝道观念和家庭伦理的影响，子女长期承担着照顾老年人的责任。目前，我国人口老龄化不断加深，预期寿命不断延长，生育率却呈现下降趋势，家庭结构发生了很大变化。在百岁人生变得越来越普遍的情况下，老年人自身应如何看待和应对衰老，如何规划离退休后20~30年的生活？家庭如何承担日趋严重的老年人照顾压力？新时代如何理解"孝文化"？这些都是我们需要思考的问题。

经过多年的发展，我国养老服务行业取得了很大进步。现代化养老社区或机构不仅为老年人提供宜居的环境、科学营养的餐食、丰富的文化娱乐活动，还有医生、护士、康复师提供专业服

务。老年人在这里能结交新朋友、了解新知识，甚至学到新技能。积极地融入社会也能促进老年人身心健康，居住在这样的环境里，何尝不是一种福气呢！作为子女，也要减少传统观念带来的焦虑和压力。亲力亲为服侍老年人固然是孝顺，积极支持老年人自由自主地生活，享受有尊严、有品质的专业养老服务，也是新时代"老有所养"的"孝文化"。

28. 如何适应养老机构的新生活

建议尽量选择适合老年人的机构居住。可以从距离、住户特点、服务特点、自身经济承受能力、期望值等多方面综合考虑。比如选择离家近的机构便于家人探望，有助于家庭成员之间的亲情交流。选择和自己品位、喜好、服务需求接近的机构，在交友和社交方面就容易成功，有助于促进心理健康。

入住养老机构后很多老年人会出现焦虑。引起焦虑的原因很多，比如身体罹患疾病、担心和子女关系疏远等。身体不好的老年人可以利用养老机构资源，积极参加健康讲堂，主动学习健康知识，正确认识自己的身体健康状况，避免不必要的担忧。挂念子女的老年人要认识到子女和自己生长的时代不同，父母应该给予子女更多的自由和信任。其实老年人有丰富的生活阅历和人生体验，比年轻人更善于调整自己的情绪，更容易感受到幸福。

进入养老机构后，老年人有了更多的时间用于独处和思考、培养技能、拓宽交际圈，探索不同的生活方式，学习自我健康管理。终身学习有利于促进身心健康，老年人通过不断学习，能克服脱节感带来的沮丧或自卑情绪。学习的方式有很多种，可以读书自学，也可以积极参加养老机构开设的各种课程。很多老年人在养老机构学会了新的技能，比如打台球、绘画、摄影等，甚至还举办了个人小型画展、摄影作品展，这满满的成就感应该是对"老有所乐"最好的诠释了吧。

要拥有一双善于发现幸福的眼睛。心理学家发现，每天记录3件好事能让自己更幸福。北京一位88岁高龄的吴爷爷，每天晚上抽出10分钟，在朋友圈记录自己丰富多彩的生活，有他收藏的老物件的故事，有他参加活动的趣闻，也有他看到机构工作人员的日常工作。这些事情虽小但很有趣，坚持记录更容易让老年人感受老年生活的温暖与幸福，心头的忧愁也会烟消云散。

29. 住养老机构后还能发挥自身价值吗

老年人不仅具有历史价值和现实价值，还有很重要的精神价值和示范社会的价值。

老年人有丰富的人生经历和社会经验，很多人还为社会做出了杰出的贡献，这就是老年人的历史价值。北京一家养老机构就有一个"三位老人三本书"的感人故事：老新闻工作者回顾自己的新闻人生，写下《一名记者的新闻人生》；老志愿军记录当年抗美援朝经历，写下《八十回眸》；老革命回味战斗经历，写下《五味七彩八十年》。三位老人的老伴均因病先后去世，三位老人在养老机构工作人员的鼓励和支持下，在耄耋之年用笔记录人生精彩经历，这些文字作品无疑已经成为当今社会的一笔宝贵财富。老年人们实现了自己的现实价值，也为逝去的老伴献上了最好的礼物。

很多养老机构会组织拍卖会，多才多艺的老年人们献出自己的绘画和其他手工作品，将拍卖经费捐献给慈善基金会，以自己的文化优势直接贡献社会，这就很好地实现了自己的经济价值。

养老机构内年轻的护理员和志愿者在日常工作中耳濡目染，经常能感受到老年人的信念、勇气，谦和、忍让的优秀品质和人格魅力。他们倾听老人的人生经历，会时时感受到快乐和幸福，也会逐渐变得成熟和优秀起来。老年人展示出的对国家的忠诚、对人民的责任、超越生命的勇气以及积极健康的生活状态，无时无刻不在改变着部分人对老年人的负面看法和刻板印象，对社会的良好道德氛围和道德风尚形成，对促进积极老龄化社会的发展均起到重要作用，这些都是老年人的精神价值和社会示范价值所在。

因此，即使住在养老机构，老年人也可以通过各种各样参与社会的方式来展现自己的风采和价值，真正实现老有所为，安享幸福晚年。

30. 养老机构内邻里相处需要注意哪些心理问题

从进入老年期开始，还有二三十年甚至更长的时间要度过。除家庭关系之外，朋友关系是老年人重要的社会资源。尤其是现代社会，很多子女不能陪伴在老年人身边，朋友的意义对老年人而言尤其重大，老年人可以从好的友谊中获得乐趣和情感上的支持。入住养老机构，意味着要和很多老年人一起生活，如果大家能和睦相处，互帮互助，成为好邻居好伙伴，自然其乐融融，有利于身心健康。但相处久了，难免也会有一些磕磕碰碰，如果经常和邻居闹矛盾，就失去了居住养老机构的意义了。因此，在养老机构内邻里相处需要注意以下几个方面。

（1）要互相尊重、信任、礼让、互助：养老机构的老年人来自不同背景、职业和家庭，人生观、价值观、生活习惯和兴趣爱好必定会有一些差异。入住机构之前大家可能都是陌生人，短时间内做到互相了解是不太容易的。因此，在日常生活中要互相尊重、互相包容、互相礼让、互相帮助，避免议论别人，也要避免无端猜忌，引发邻里矛盾。随着时间的推移，大家彼此了解逐步加深，相处自然也会更加融洽。

（2）适度结识忘年交：养老机构里面有很多年轻的工作人员，其实也是老年人的邻居和伙伴。老年人积极和年轻人交朋友，一起进行一些文化娱乐活动，容易受到年轻人的感染，自己也会变得更有活力。

（3）正确看待和处理黄昏恋：养老机构里黄昏恋的现象并不少见。不少丧偶的老年人再婚的意愿还是比较强烈的。如果老

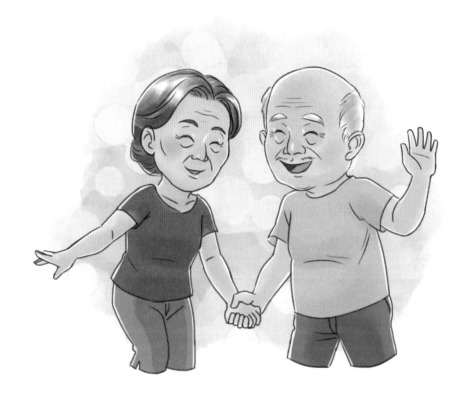

年人决定再婚，一定要提前处理好家庭、财产、监护人等问题，也可以请养老机构协助寻找律师提供法律援助。

31. 养老机构内一起生活的伙伴逝去后如何进行心理调适

生命与死亡相互对立却又互相依存，我们每个人多少都会有对死亡的焦虑，甚至恐惧。人的一生中，会经历许多他人的死亡，经受一场场告别。人的生命越长，需要告别的人就越多。昨天还和自己谈笑风生的老友，今天可能就病重了，甚至离世了。

面对邻居和伙伴的离去，老年人要及时调整自己的情绪。生老病死是社会发展的自然规律，要敢于正视，不要刻意回避。可以找家人、朋友或工作人员倾诉逝者以前的事情，以及自己对死亡的态度和看法。尽量保持自己的作息和生活规律，一如既往地参加机构组织的文化娱乐活动，慢慢将注意力转移到自己的生活当中来。如果以上方法还不能解决自己的恐惧、担忧，正常生活受到了影响，可以请养老机构协助寻找专业心理治疗师给予心理支持和帮助。

美国研究者发现，与其他年龄段相比，60岁以上的老年人对死亡的接受度更高。换句话说，其实老年人并不像我们想象得那么脆弱，他们反而会更积极地面对死亡。逝者的肉体虽然离去，但他们依然存在于我们的记忆里，他们带给我们的感受、影响将伴随我们的一生，这其实是一件很美好的事情。如果能理解这一点，我们的内心或许会生出一丝慰藉。

（聂永慧）

（四）出入医院变化多，良好心态有防备

32. 老年患者如何做好入院前的心理准备

老年人因为各项生理功能衰退，常患多种疾病，适应能力减弱，心理敏感性增强，容易受到生活中各种事件的影响。当需要被送进医院治疗时，老年人往往出现害怕、孤独、恐惧、焦虑、抑郁等负面情绪。生病的老年人离开家人面对新的环境可能会感到不安，害怕住院后被家人厌弃，或再也不能回到自己家里。老年人的担心常来自对疾病的未知，不知道自己的病能不能治好，需要治疗多长时间，担心自己得了不治之症，或者医治不好留下后遗症，以及住院期间的费用会给子女增加负担，这些都会成为老年人的顾虑。

如何增加老年人的心理安全感？建议老年患者和家属积极与医生沟通，了解住院后的大概治疗方向和治疗效果，尽量让老年人对自己的疾病和转归有客观的认识和心理准备。当然，对于心理脆弱或预期结局不好的老年人，家属应该选择合适的时机，试探着逐渐告知病情。家属应给予老年人足够的支持和关心，让老年人时刻感受到来自家庭的温暖和呵护，建立战胜疾病的信心。建议家属与老年人共同准备住院要带的生活用品，可以简单记录老年人的生活习惯及喜好，如喜欢的称呼、热衷的活动、爱吃的食物、过敏的东西等，帮助医务人员尽快地了解老年人。另外，家属最好亲自送老年人住院，尽量约定下次探视的时间，探视时间间隔不要过长。

33. 老年患者如何克服自卑心理和病耻感

老年患者也喜欢获得周围人的尊敬、善待、关心和认可，但由于身体的原因，部分活动可能受到限制。他们不服老，却又经常感觉力不从心，觉得不再能帮助子女，甚至反而需要晚辈照顾，患病后自我评价降低，甚至觉得低人一等。有的老年患者害怕失去子女、亲友的尊重而感到自卑。家属和医护人员要多与老年患者交流，耐心倾听，与他们建立起良好的关系，发现他们仍然保留的功能，并且积极为其创造条件展示优势，帮助他们发现自身价值。鼓励老年患者说出心中的感受，适时调节情绪。不良情绪对自身病情恢复不利，而且影响家庭关系。

鼓励老年患者坚持兴趣爱好，结交谈得来的性格乐观的病友。与自己患有相同或相似疾病的人在一起更有共同语言，更可以敞开心扉毫无保留地谈论病情，交流治疗经验，更少顾忌地表达内心感受。病友之间更容易产生同理心，相互理解，互相鼓励，消息共享，从而帮助老年患者逐渐克服自卑心理及病耻感。如果老年患者自卑严重、焦虑抑郁情绪明显，可以请精神心理专科会诊，及时接受诊断和治疗。

34. 如何对住院抱有合理的期待

老年人身体功能全面衰退，更容易得病，而且患病后往往病情重、恢复慢，有时需要住院治疗。当老年患者被告知需要住院时，一方面会感觉自己的病情一定很重，担心治不好，存在焦虑、担心、害怕等负面情绪；另一方面又会对住院抱有各种期待，希望病房环境好，医务人员水平高、态度好、能随叫随到，最好主任、护士长亲自负责，花最少的钱治愈疾病，尽快出院，甚至希望医院提供满意的生活保障和文化娱乐服务。

如果能如自己所愿当然好，而当现实与期待不符时老年患者就可能出现失落、焦虑，甚至抑郁情绪，因此应该引导老年人对住院抱有合理期待。要相信科学，相信医生，医者父母心，不需要无端质疑医生制订的治疗方案。老年患者一般患多种疾病，许多疾病（如高血压、糖尿病、冠心病等）不能完全治愈，需要长期控制，所以一定要认清现实，不能盲目要求治愈，要遵医嘱服药、复诊，尽量维持残存功能。有的老年患者可能在住院检查过程中发现了新的疾病，或者原有疾病治疗效果不好而加重，甚至危及生命。医学的局限性永远都是客观存在的，无论再怎么发达，对疾病来说，医学也永远只是帮助，而不是承诺。老年患者既要有战胜病魔的信念，又要有接受客观规律的勇气，相信医院，也相信自己。

35. 医院是老年人的"保险箱"吗

医生不是神仙，再高明的医生也不能包治百病，患者进医院并不等于进了"保险箱"。生老病死是自然规律，每个生命个体也是复杂而且独一无二的，医生不可能事事都能"妙手回春、药到病除"，这是医学的局限，而不是医生的缺点。

老年人常患多种慢性病，时时加重，反复住院。有的老年人可能会想：不如多住一段时间，等疾病彻底痊愈、身体完全恢复再出院。实际上，绝大多数慢性病是不能被治愈的，治疗目标通常是控制病情和尽量维持功能。此外，住院期间可能还会有医院获得性感染，住院时间越长，获得医院内感染的机会越多，会给原有疾病雪上加霜。

医院的居住环境明显不如家里，空间的局促和医疗节奏的制约往往使得患者活动减少、卧床时间增多，促使衰弱、肌肉萎缩和骨量减少的发生。而且，医院的生活和饮食条件很难满足个体化喜好，住院的老年人容易出现睡眠不足、营养不良、贫血等并发症。长期住院远离家人，老年患者会感到孤独、落寞无奈、惶恐不安，甚至产生被遗弃感，情绪低落，不利于疾病恢复。而且住院期间仍有可能发生心脑血管事件、跌倒等。

因此，医院不是"保险箱"，住院期间经过治疗病情稳定后应该遵从医生的建议，适时出院，坚持康复锻炼，定期复诊，这样更利于巩固治疗成果。

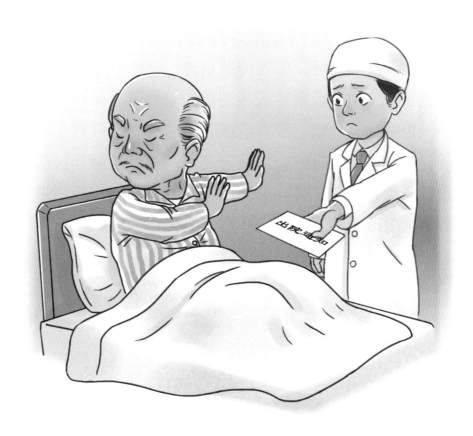

36. 如何做好出院前的心理准备

被告知可以出院时，老年患者及家属应与医生护士充分交流患者的身体状况，根据具体情况确定是回归家庭还是转入其他机构，如基层医疗机构、康复机构、长期照护机构、养老院；了解出院后日常生活应该注意什么，哪些事情不宜做或者哪些食物不宜吃；保存好出院带药清单，了解药物种类及各种药物的用法、用量、疗效及副作用；弄清楚出院后复查的时间、地点及内容。

老年人可以与家属一起向医护人员学习保健和预防疾病复发的知识，保存医院的联系方式，方便出院后有问题时及时咨询。如果需要医疗器械或辅助器具，如轮椅、气垫床、氧气机、吸痰机、雾化器，应提前购买或租赁，并向医务人员学习使用方法。在老年患者出院回归家庭前，建议家属在医务人员指导下完善居家环境的无障碍和适老化改造，提前确认患者的主要照护者人选，提前学习照顾技巧，如轮椅的用法，喂饭、喂药和穿衣的方法。若老年患者出院后须转入其他机构，家属应保存好患者的相关资料，包括病情介绍、检查结果、出院带药、注意事项、照护资料等，以方便后续照护和随访，还可以提前了解社区服务和居家护理服务信息，需要时寻求帮助。患者和家属应严格遵守出院医嘱，牢记复诊时间。

总之，出院前准备越充分，越有利于出院后的继续康复。

（李文杰）

三、科学应对老年人常见的
精神心理疾病

（一）抑郁能治愈，莫耻于就医

37. 什么是老年期抑郁症

步入老年，本该享受夕阳无限好的幸福生活，但是有一些老年人却陷入了这样的怪圈：每天都感觉到有气无力，什么都不想做，每天都高兴不起来，以前愿意做的事情也不感兴趣了，吃什么都没有胃口，睡不着，身体检查却没有大毛病，还浑身难受，觉得生不如死……遇到这些问题，一定要警惕，这有可能是患上了一种老年人常见的精神心理疾病——老年期抑郁症。

老年期抑郁症一般指 60 岁以上的人出现了抑郁状态，主要表现为持久的情绪低落，对什么事情都提不起兴趣，或者经常有莫名其妙的不舒服感，睡不好觉，吃不下饭，等等。老年期抑郁症既可以在老年期首次起病，也可以是年轻的时候患的抑郁症延续到老年，或者在老年期复发。

抑郁症常常被称为心理感冒，意思是像伤风感冒一样常见。人生的每个阶段都有可能患上抑郁症，老年期也不例外。老年期抑郁症很常见，随着社会的发展和人类寿命的延长，患病率也有所上升，不仅给老年人带来身心不安，让老年人苦不堪言，而且使家人忧心忡忡，不得安宁。因此，老年期抑郁症应该引起社会的关注。

38. 老年期抑郁症的症状有哪些

"为什么我总是感受不到快乐？""为什么我总是感到莫名其

妙的哀伤？"在精神心理门诊经常会有人这么问医生。如果老年人一段时间内频繁出现不开心或者莫名伤感，就要警惕是否得了抑郁症。

情绪低落是抑郁的主要症状，表现为一直心情忧郁，高兴不起来，沉默不语，喜怒无常，委屈易哭，对所有事情毫无兴趣，自觉无用。半数以上的老年期抑郁症患者还表现为紧张担心、坐立不安，有时焦虑症状甚至会完全掩盖抑郁症状。

除此之外，老年期抑郁症患者还可以出现思维迟缓和意志活动减退。思维迟缓主要表现为思维缓慢、反应迟钝，意志活动减退可表现为行动缓慢、言语少、语调低、语速慢，什么都不想做，对生活失去热情，甚至生活不能自理，不愿意与人交往，甚至闭门独居、疏远亲友。

老年期抑郁症患者躯体症状往往非常突出，可能表现为全身不舒服，如头痛、腰酸背痛、腹痛、腹胀、恶心、嗳气、腹泻或便秘、胸闷、心慌、面红、潮热出汗、手抖，还有可能出现睡眠障碍、记忆力下降、神经衰弱等。大部分老年患者对身体过度关注，常因躯体症状辗转于各大医院，遍寻名医，往往否认或忽视情绪问题，只认为是由身体患病引起的心情不好。

症状严重的老年期抑郁症患者可有自杀倾向，尤其是合并癌症、心脑血管疾病等严重躯体疾病的老年人，自杀的成功率较高。我们要更加关注和关爱老年期抑郁症患者，及时识别症状，帮助其尽早就诊得到有效治疗。

39. 老年期抑郁症的病因是什么

老年期抑郁症的病因很复杂，目前认为是社会因素、心理因素以及生物学因素等多方面共同作用的结果。这是因为老年人多处于离退休状态，在家庭中的地位和角色退化，劳动能力下降，经济来源减少，同时这个阶段会不断出现负性生活事件，包括老伴、亲朋好友去世，家庭矛盾，意外事件等，诸多因素都容易使老年人产生悲观情绪。离退休后的老年人和同事的联系中断，如果再和亲戚朋友往来不多，就容易产生被社会抛弃的失落感。家庭中子女已长大成人参加工作，或者婚后分家单过，同老年人在一起生活的时间减少，难免会使老年人感到寂寞孤独。有些老年人还要去陌生的城市帮儿女照顾下一代，远离故土故友也有可能产生孤独感。

过了 60 岁，人的生理功能普遍开始减退，老年人常患有慢性病，包括高血压，冠心病，颈椎、腰椎、四肢关节的慢性疼痛等。疾病不适会让老年人心情不好，进而使得内分泌失衡，随着自我调节能力变差，抑郁也容易随之而来。另外，还有遗传和生物学的因素。有学者注意到单胺类神经递质的活性和代谢产物随正常增龄发生改变。在老年人的某些脑区，5-羟色胺含量明显下降，在脑脊液中的水平也显著降低。中枢神经系统的肾上腺素和多巴胺含量降低也与大脑的衰老有关。这些脑内神经递质的紊乱容易导致抑郁。

简单地说，社会环境改变、生物学因素改变、负性应激事件以及老年人的健康情况不佳等都是抑郁症的潜在危险因素，尤其当这些因素叠加在一起时，老年人就更容易出现抑郁的症状。

40. 老年人是不是真的快乐

不少老年人抑郁已经比较严重了，但为了不让身边的人担心，或者要维持所谓的面子，故意隐藏自己的负面情绪。这种老年人表面看似开心，但内心实则正在经历巨大的痛苦和煎熬，丧失了愉悦感，情绪低落，对生活没有自信，甚至变得自卑消沉。虽然强颜欢笑，但并不是发自内心的真正的快乐，而是患了微笑型抑郁症。

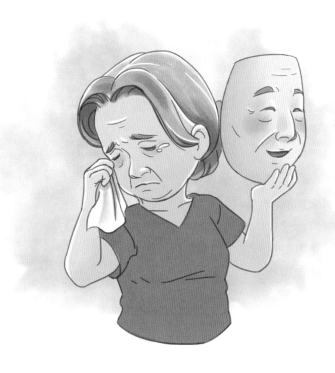

微笑型抑郁症也是抑郁症的一种，但是患者的负面情绪被蒙上了假面具，不易被家人觉察。同时患者把内心世界完全封闭起来，拒绝向别人倾诉和求助，自己一个人承受抑郁症的痛苦和折磨。所以，平时总是说"我很好，我没事"，甚至嘻嘻哈哈的老年人，说不准就是一位隐藏得很深的抑郁症患者。

微笑型抑郁症患者男性多于女性，常见于那些学历较高、离退休前有相当身份地位的事业有成之士。这些人往往认为患抑郁症是种耻辱，为了维护自己"能人""强人"的面子而不愿向人倾诉，在内心深处不断积蓄痛苦、压抑、忧愁和悲哀。抑郁的早期，他们认为只是情绪不好而已，根本算不上病，抵触去医院就诊，常常因此延误了治疗时机。

那么，如何判断自己有没有抑郁呢？推荐一个简单的自我测评量表，通过回答几个问题就可以快速评估自己是否存在抑郁风险（表1）。如果得分超过5分，代表可能有抑郁症，建议到医院进行进一步检查。

表1 9项患者健康问卷（PHQ-9）抑郁筛查量表

序号	在过去的两周内，以下情况烦扰您有多频繁	评分			
		完全没有	好几天	一半以上的天数	几乎每天
1	做事时提不起劲或没有兴趣	0	1	2	3
2	感到心情低落，沮丧或绝望	0	1	2	3
3	入睡困难，睡不安稳或睡眠过多	0	1	2	3
4	感觉疲倦或没有活力	0	1	2	3
5	食欲减退或吃太多	0	1	2	3
6	觉得自己很糟或觉得自己很失败，或让自己、家人失望	0	1	2	3
7	对事物专注有困难，例如阅读报纸或看电视时	0	1	2	3
8	动作或说话速度缓慢到别人已经察觉，或正好相反——烦躁或坐立不安、动来动去的情况更胜于平常	0	1	2	3
9	有不如死掉或用某种方式伤害自己的念头	0	1	2	3

41. 别人劝说"想开点"有用吗

抑郁症患者常常会听到周围人建议"开心一点""没什么大

不了的，想开一点"。在很多人的印象里，抑郁症就是"想不开""小心眼"，然而事实并非如此，这是对抑郁症的误解。抑郁并非单纯的心情不好，也绝非"小心眼""矫情"，之所以被称为抑郁症，是因为它和感冒、发热一样，是一种疾病。对抑郁症患者说"想开点"，无异于对感冒的患者说"你别流鼻涕了""你别咳嗽了"。抑郁不是自我调节坏情绪就可以治好的，患者已经失去了"想开点"的神经调节机制。他们无法控制自己的思维方式和情绪反应，所以需要去专业机构接受规范的治疗，包括心理治疗和药物治疗，就如同糖尿病患者要服用降血糖药、高血压患者要服用降压药一样，不要觉得不好意思。

因此，抑郁症患者需要身边人的关心、倾听、理解和陪伴，需要进行正规治疗，这比心灵鸡汤式的鼓励和建议有用得多。

42. 老年期抑郁症如何治疗

很多老年期抑郁症患者有这样的疑问：抑郁症能治愈吗？其实抑郁症不是疑难杂症，更非不治之症，是完全可以治愈的！治疗抑郁症的第一步，就是正视它和直面它，也就是常说的"战略上要藐视，战术上要重视"。只要接受系统的药物治疗和心理治疗，75%以上的患者是可以康复的。那么，究竟如何治疗老年期抑郁症呢？

药物治疗是治疗抑郁症很重要的手段。最常用的抗抑郁药是选择性5-羟色胺再摄取抑制剂（SSRI），如氟西汀、帕罗西汀、舍曲林、氟伏沙明、西酞普兰和艾司西酞普兰。其他药物有选择性5-羟色胺及去甲肾上腺素再摄取抑制剂（SNRI），如文拉法辛和度洛西汀；去甲肾上腺素和特异性5-羟色胺抗抑郁药（NaSSA），如米氮平；选择性去甲肾上腺素再摄取抑制剂（NARI），如甲磺酸瑞波西汀。还有传统的三环类抗抑郁药、四环类抗抑郁药和单胺氧化酶抑制剂等。专科医生会根据老年患者的症状、特点和身体情况选择合适的抗抑郁或者抗焦虑药物，患者进行药物治疗时原则上需要足剂量、足疗程用药，避免擅自停药，否则容易复发。

心理治疗能够改善老年期抑郁症患者的无助感、无力感、自尊心低下以及负性认知，帮助患者调整认知，找回生活的自信。药物治疗可以联合心理治疗，心理治疗不仅可以提高患者治疗的依从性，也可以帮助患者缩短病程和预防复发。对于一些重度抑郁、自杀倾向明显、严重激越、呆滞拒食者以及用抗抑郁药物治疗失败而无严重的心脑血管疾病者，也可考虑采取无抽搐电休克治疗。另外，音乐治疗、经颅磁刺激、电针治疗、激光治疗等物理治疗也有一定的效果。具体治疗方法的选择应该听从专业医生的建议。

43. 哪些食物有助于缓解抑郁情绪

调节情绪，可以从调整饮食开始。以下4类食物有助于缓解抑郁情绪。

（1）富含 ω-3 脂肪酸的食物：ω-3 脂肪酸对于保护心脏以及大脑健康，起着至关重要的作用，不仅如此，这种不饱和脂肪酸还与调节情绪的血清素息息相关。经常补充 ω-3 脂肪酸的人，情绪状态通常比较稳定，也很少出现抑郁。很多人说核桃能补脑，这可不是什么谎言。核桃能补脑并不是因为它外表长得像大脑，而是因为它本身含有很多的 ω-3 脂肪酸。有一项心理学研究表明，喜欢吃坚果的成年人，性格更加乐观，精力更加旺盛，并且对于活动的参与积极性更高。此外，鱼类也含有非常丰富的 ω-3 脂肪酸。地中海饮食和日式饮食中含有充足的鱼类，长期此类饮食的人群发生抑郁的概率要低 25%~35%。

（2）富含 B 族维生素的食物：B 族维生素除了保护视力，还在维持神经系统功能、能量代谢和缓解抑郁情绪上发挥着很重要的作用。体内维生素 B_1、维生素 B_2 和维生素 B_6 水平较高的老年期抑郁症患者治疗效果会明显优于其他抑郁症患者。维生素 B_{12} 可从动物身上获取。动物内脏、鸡蛋黄、奶制品、豆制品、鱼类、贝类以及粗粮都含有丰富的 B 族维生素。素食主义者可以多摄入一些绿叶蔬菜以及香蕉等热带水果。

（3）富含色氨酸和酪氨酸的食物：香蕉经常被称为快乐水果，这是因为香蕉除了富含维生素 B_6，还含有色氨酸。色氨酸和酪氨酸是大脑中舒缓情绪、具有抗抑郁作用的氨基酸。其他富含色氨酸的食物包括小米、南瓜、牛奶、香菇、葵花子、黑芝麻、黄豆、鸡蛋、鱼类等。富含酪氨酸的食物有奶酪、酸奶、香蕉、巧克力、西红柿、蚕豆、扁豆、菠萝、动物肝脏等。

（4）富含维生素 D 的食物：维生素 D 除了预防和治疗骨质疏松，在调节情绪和脑功能方面也有重要作用。研究发现，光照或者摄入维生素 D 可以明显改善抑郁情绪。一些鱼类富含维生素 D，如鳟鱼、三文鱼、金枪鱼、鳗鱼。另外，蘑菇、蛋黄、谷物中也含有一定量的维生素 D。

中国居民平衡膳食宝塔 (2022)

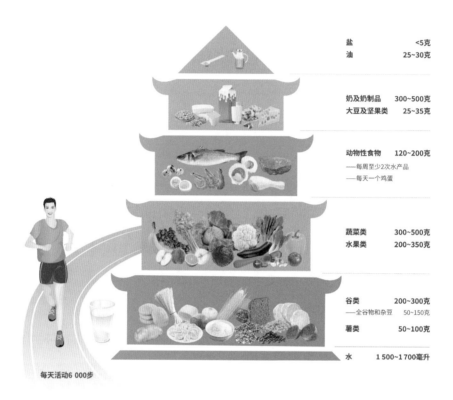

盐	<5克
油	25~30克
奶及奶制品	300~500克
大豆及坚果类	25~35克
动物性食物	120~200克
——每周至少2次水产品	
——每天一个鸡蛋	
蔬菜类	300~500克
水果类	200~350克
谷类	200~300克
——全谷物和杂豆	50~150克
薯类	50~100克
水	1 500~1 700毫升

每天活动6 000步

44. 哪些行为有助于预防抑郁

老年朋友们要丰富自己的日常生活，培养兴趣爱好，积极参加力所能及的文体活动，这些都有助于预防抑郁。身体锻炼推荐以有氧运动为主，包括健步走、慢跑、广场舞等。运动时间可保持在每周3次以上，每次不少于30分钟。

尽量选择在优美、安静的环境中散步，能在改善体能和心肺功能的同时让老年人感到愉快。散步应循序渐进，逐步增加步行距离和时间，如有不适，及时休息，如果身患某种疾病，运动的方式方法应听从医生的建议。

有研究证明，人在跑步时，大脑会大量分泌内啡肽。内啡肽被称为快乐激素或者年轻激素，能使人产生欢乐、愉快、满足的感觉，帮助人排遣压力和抑郁。跑步的时间以傍晚为宜，如果身体能耐受，建议速度至少每分钟 120 步，频率为每周至少跑 3 次，每次 30~50 分钟。

喜欢跳舞的老年人，可以在健身教练的指导下进行舞蹈锻炼，每组不超过 15 人为宜，这样既可以让老年人感受到集体活动的乐趣，又不至于因人数太多而使教练关注不到每一个人。建议每周至少 3 次，每次持续 20 分钟。

我国传统健身运动五禽戏也能够预防和改善中老年人的思维能力减弱、注意力难以集中、记忆力下降、工作效率降低、烦躁易怒、自控能力降低、肌肉紧张性疼痛、睡眠障碍、厌食、腹胀等症状。如果有条件进行五禽戏的锻炼，建议每天练习一次，最好在傍晚进行。五禽戏运动量较大，应量力而行，切不可勉强。其"闭气法"应在医务人员指导下进行。猿戏中的倒悬需有保护措施，以免受伤，不能耐受的老年人可以不做。患有高血压、青光眼、脑动脉硬化、急性疾病及严重器质性疾病者不宜练习。有太极拳基础的老年人可以每周练习 4 次太极拳。其他集体运动，如传球活动、排球运动或体育游戏，每周至少参加 2 次。上述运动的持续时间应个性化，循序渐进，必要时听从医生指导。

按摩保健可以改善情绪，有助睡眠。揉按脚心涌泉穴，揉搓脚趾，或用温水洗脚泡脚。摩擦腰背，用两手握拳，用力上下按摩腰背部位，可起到补肾强腰、疏通经脉、调节阴阳平衡的功效。也可用两手示指或中指擦抹前额，再用手掌按擦头部两侧太阳穴部位，然后将手指分开，由前额向脑后反复梳理头发。按摩头部可以清头目，平肝阳，使头脑清醒，有效稳定情绪。

45. 漏服药物怎么办

老年人记性变差，忘记吃药时有发生。一般情况下，漏服药物后，切不可在下次服药时加倍补服，以免出现严重药物不良反应。

从科学的角度建议，如果本该在早 8 点和下午 4 点服用药物，上午 10 点时想起来早上 8 点的药忘记服用，可以立即补服，同时将下午的用药时间顺延到下午 6 点。从方便的角度来说，可按"漏服药物时间是否超过用药时间间隔的 1/2"原则进行判断。例如，应该是在早上 8 点和下午 4 点服用药物，如果中午 12 点以前发现早上忘记服药，可以按原量补服，不影响下次服药时间及剂量，若超过 12 点则不用补服药物。对于一天服一次的药物，当天想起来应马上补服。

有些抗抑郁药如帕罗西汀、氟西汀容易引起失眠，一般在早上服用，如果漏服这类药物请勿在睡前补服，否则可能导致患者失眠加重。三环类抗抑郁药和米氮平、曲唑酮则相反，容易引起嗜睡，最好睡前服用。

46. 担心抗抑郁药成瘾怎么办

药物成瘾又称药物依赖，是指习惯性地摄入某种药物而产生的依赖状态，撤去药物后可引起戒断症状，如失眠、倦怠、抑郁、焦虑、打哈欠、流泪流涕、恶心、呕吐、腹泻、腹痛、

老年人精神健康小处方

肌肉抽动等一系列反应，严重的甚至引起意识障碍、循环衰竭而危及生命。

药物依赖分为精神依赖与躯体依赖。精神依赖是指患者对某种药物特别渴求，服用后在心理上有特殊的满足感。躯体依赖是指重复多次接受同一种药物后中枢神经系统发生了某种生理或生化改变，致使对某种药物成瘾，也就是说需要某种药物持续存在于体内，如果突然中断会出现戒断症状。

药物成瘾实际上是滥用药物的后果，主要特点是强迫性用药、持续性渴求状态和对药物需求的控制力减弱。现在临床上常规使用的新型抗抑郁药，并没有因为成瘾导致依赖的情况。但是有一部分患者在长期使用抗抑郁药后突然停药，可能会出现头痛、头昏、感觉异常、恶心等情况。这种不适情况并非对抗抑郁药产生了依赖，而是一种停药反应。因为长期服药，机体对药物产生了适应性，一旦停药或减量过度，就会出现这种反应。如果因为害怕成瘾而擅自减量或停药，将会加剧停药反应，对治疗没有好处。最安全的做法是与医生沟通，遵医嘱执行。

（李沫）

（二）跟着医生的建议走，焦虑变无忧

47. 心慌睡不着与焦虑有关吗

有的老年人短时间内经常感觉心慌，心烦意乱，晚上失眠，还容易被噩梦惊醒，很有可能是患上了焦虑症。

焦虑症在老年人中是比较常见的，但人们往往会忽略这种心理疾病。老年人常患有许多慢性病，而老年人的焦虑多以躯体症状为主要表现，如头痛、心慌、胸闷、气短、腹胀、不思饮食，所以焦虑症的一些症状可能会被认为是原有的躯体疾病所致。焦虑情绪被躯体症状所掩盖，容易被误诊和延误治疗。

人们常说的焦虑症一般是指广泛性焦虑，是老年人群中最常见的焦虑障碍类型，往往表现为心烦意乱、心慌、睡不着、注意力不集中、紧张不安、脾气暴躁等。过度担心是焦虑的核心症状，老年人会对未来可能发生的、难以预料的危险或不幸事件担心，难以放松下来。老年人不一定有明确的担心对象或内容，而焦虑也只是一种莫名的提心吊胆、惶恐不安的强烈内心体验。有的老年朋友担心的虽然是现实生活中可能发生的事情，但紧张的程度与现实不相称。还有的老年人对外界刺激比较敏感，稍有响动就可能受到惊吓。有的老年人还会出现睡眠问题，如入睡困难、睡眠中容易惊醒、睡眠质量变差。

身体不舒服也是老年焦虑症患者的常见症状，包括紧张性头痛、头晕、耳鸣、肢体麻木、口干、喉部堵塞感、无食欲、腹胀嗳气、消化不良、便秘、尿急、尿频等各种各样的主诉，还可出现搓手顿足，坐立不安，不停地来回走动、原地踏步，过多无目的的小动作。有的老年人表现为舌、口唇、手指或肢体震颤，感觉颈肩部肌肉紧张酸痛。另一个比较常见的症状是胸口压迫憋闷感，甚至是心慌气短，类似心绞痛。当各种身体器官检查都不能解释这些反复出现的症状时，就需要考虑焦虑症的可能了。

48. 突然感到大难临头是自寻烦恼吗

有的老年人好几次夜间在睡梦中突然惊醒，十分害怕，有大难临头的感觉，并且胸闷、憋气。家人怀疑是心脏病发作，呼叫120送往急诊，一系列检查结果均无异常，持续10多分钟后老年人慢慢恢复正常状态。

在心理门诊经常会碰到这样的患者，这些症状称作急性焦虑发作，也称作惊恐发作，主要表现是现实中并无值得恐惧的处境，但患者好像觉得死亡将至、灾难到来，或奔走、惊叫、四处呼救，伴胸闷、心动过速、心跳不规则、呼吸困难或过度换气，以及头痛、头昏、眩晕、四肢麻木和感觉异常、出汗、肉跳、全身发抖或全身无力等症状。惊恐发作通常发病急骤，终止也较快，一般历时5~20分钟，很少超过1小时，但不久又可突然再发。患者发作期间始终意识清醒，高度警觉，过后仍心有余悸，担心再发，不过此时焦虑体验不再突出，而代之以虚弱无力，需数小时到数天才能恢复。60%的患者由于担心发病时得不到帮助会主动回避一些活动，如不愿单独出门，排队，乘坐公交、地铁，不敢到人多热闹的场所。

如果老年人遇到类似的问题，并不一定是自寻烦恼，很可能是患上了焦虑症，建议前往精神心理专科就诊。

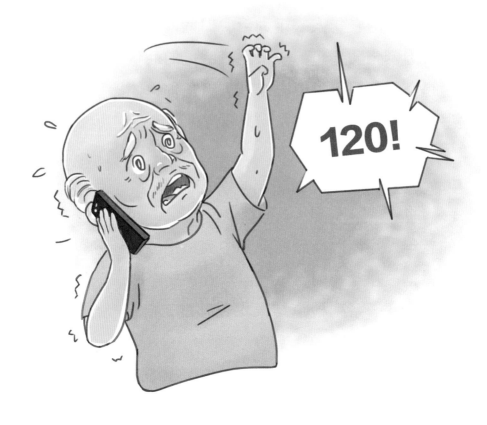

49. 哪些因素容易诱发老年人焦虑

常有一些患焦虑症的老年人问医生："我为什么会得这个病，我的子女会不会得这个病？"其实，焦虑是由多种原因导致的，常见原因有以下几方面。

按照目前遗传学的研究结果看，家族中患病人数越多，血缘关系越近，焦虑症的遗传风险越大。也就是说如果父亲或母亲都确诊焦虑症，那么子女患病风险就比父母没有患病的人群要高。

进入老年后，身体各方面开始老化，学习能力和记忆力明显下降，心理承受能力变小，更容易出现适应障碍。老年人患脑卒中、帕金森病、老年期痴呆等脑部疾病的机会更多，这些疾病也可导致焦虑、抑郁。

具有某些性格特征的老年人更易出现焦虑情绪，如自卑、自信心不足、胆小怕事、谨小慎微、容易紧张或情绪波动的人。进入老年后，对事情的消极看法也是诱发焦虑的原因，如为未来的生活忧心忡忡，觉得自己不受重视，担心成为儿女的负担等。有的老年朋友生活动力开始下降，意志和进取精神逐渐减弱，灵活性变差，不容易适应环境变化，应对压力的能力明显降低，当生活中出现一些不顺心的事情时更易出现焦虑情绪。

老年人可能会面临较多的生活负性事件，如疾病或丧偶、离退休和收入明显下降、与子女关系恶劣，其中配偶离世对老年人的打击最大。突然改变熟悉的居住环境也是老年人焦虑的常见原因。有的老年人往往在一场严重的躯体疾病后出现焦虑情绪。有的老年人受慢性病的困扰，总是关注躯体症状，担心病情恶化危及生命，从而出现焦虑。

50. 出现焦虑情绪一定是焦虑症吗

焦虑是一种常见的心理状态，是正常的生理反应，是人们面对潜在的或真实的危险或威胁时产生的情感反应，是一种内心的紧张不安，预感到可能将要发生某种不利情况和潜在的危险而又难以应付的不愉快情绪，包括紧张、担心、忧虑、害怕、恐惧、易激惹、注意力不集中等体验，躯体表现为心跳加快、脸红、手抖、出汗、尿频、周身不适和失眠。

每个人一生中或多或少都会有这种体验，如儿童时期的分离焦虑，学生时期的考前焦虑，成年后的婚前焦虑、工作焦虑，年老后的患病焦虑、离退休焦虑、死亡焦虑等。绝大多数焦虑是有诱因的，可理解的、适度的焦虑，属于正常情绪。

焦虑情绪也并不都是坏的，动机强度处于中等时，也就是当人体保持在中等水平的焦虑状态时，可以充分调动身体各脏器的功能和潜力，适度提高大脑的反应速度和警觉性，积极调动身体功能去完成某项任务，使得工作和学习的效率提高。比如老年人适度地关注躯体健康，可以帮助老年人及时发现身体不适，及早得到治疗。然而，泛化而持久的焦虑就不是正常的情绪反应了，就变成了病理性焦虑，是一种无来由的惊慌和紧张。身体上也常伴有警觉增高的症状，比如晕厥、心慌不适、全身发抖，这种反应与环境因素是不相称的。这种情况就可能是患上了焦虑症。

焦虑情绪和焦虑症都是可以管理的。及时寻求医生的帮助，获得家人的支持，就有可能尽快恢复到正常的状态。

51. 焦虑与躯体疾病是如何互相影响的

焦虑与躯体疾病可以互为因果。一些躯体疾病会以焦虑情绪为最初表现，如甲状腺或甲状旁腺功能亢进、低血糖症、心脏病、慢性阻塞性肺疾病、脑血管病、癫痫、脑炎、神经变性病。而焦虑也常常呈现躯体症状，如心慌、胸闷、呼吸困难、消化不良。老年人的躯体疾病有时会掩盖焦虑症状，自己可能意识不到心理出了问题。当生活规律、没有身体疾病的老年人出现焦虑症状时，首先要除外躯体疾病伴随的焦虑。

老年人用药时间长、用药种类多，一些药物可能导致焦虑情绪，像咖啡因、沙丁胺醇、左甲状腺素、镇静催眠药等物质长期应用或忽然停用的时候也可能引起类似焦虑症的表现。焦虑反过来也可能会对老年人身体造成影响，焦虑症患者更容易罹患缺血性心脏病、心肌病、高血压病等心血管疾病，还可加重慢性躯体疾病，或者引起疾病复发，迁延不愈。慢性躯体疾病的复发加重又会加重焦虑的症状，两者相互促进，周而复始，恶性循环。

所以，单纯治疗躯体疾病不一定能缓解焦虑，除了治疗躯体疾病外，还要积极关注焦虑的预防和治疗。

52. 如何自测是否焦虑

老年人如果怀疑自己存在焦虑情绪，可以自己应用量表进行测定。焦虑自评量表（SAS）（表2）就是信度、效度良好的自评量表。其采用4级评分，用于评定受检者过去一周内的焦虑程度，主要评定症状出现的频率。将各题得分相加，然后乘以1.25，四舍五入取整数，得分在50~59分为轻度焦虑，60~69分为中度焦虑，70分及以上为重度焦虑。如果评分提示有焦虑倾向，应主动寻求医生帮助。

表2 焦虑自评量表（SAS）

评定项目	没有或很少时间有	小部分时间有	相当多的时间有	绝大部分或全部时间都有
1. 我感到比平常容易紧张和着急	1	2	3	4
2. 我无缘无故感到害怕	1	2	3	4
3. 我容易心里烦乱或觉得惊恐	1	2	3	4
4. 我觉得我可能将要发疯	1	2	3	4

（续表）

评定项目	没有或很少时间有	小部分时间有	相当多的时间有	绝大部分或全部时间都有
5. 我觉得一切都很好，也不会发生什么不幸	4	3	2	1
6. 我手脚发抖和震颤	1	2	3	4
7. 我因头痛、颈痛和背痛而苦恼	1	2	3	4
8. 我感觉容易衰弱和疲乏	1	2	3	4
9. 我觉得心平气和，并且容易安静地坐着	4	3	2	1
10. 我觉得心跳得很快	1	2	3	4
11. 我因为一阵阵头晕而苦恼	1	2	3	4
12. 我有晕倒发作，或觉得要晕倒	1	2	3	4
13. 我感到呼气吸气都很容易	4	3	2	1
14. 我的手脚麻木和刺痛	1	2	3	4
15. 我因为胃痛和消化不良而苦恼	1	2	3	4
16. 我常常要小便	1	2	3	4
17. 我的手常常是干燥温暖的	4	3	2	1
18. 我脸红发热	1	2	3	4
19. 我容易入睡且一夜睡得很好	4	3	2	1
20. 我做噩梦	1	2	3	4

53. 目前治疗焦虑的药物有哪些

当焦虑影响了日常生活或工作时，可以在医生的建议下选择合适的药物帮助缓解焦虑。目前治疗焦虑的药物主要有以下几类：

（1）苯二氮䓬类药物：抗焦虑作用强，起效快，根据半衰期的长短可分为长程、中程及短程作用的药物。需要注意的是此类药物服用过多会造成过度镇静，容易导致乏力或跌倒。老年人

064　　　　　　　　　　　　　　老年人精神健康小处方

需严格按照医生的要求，尽可能使用小剂量，并避免长期使用。

（2）选择性 5-羟色胺再摄取抑制剂（SSRI）类抗抑郁药：如氟西汀、帕罗西汀、西酞普兰，也有抗焦虑效果。此类药物服用方便，每天仅需要服用 1 次，且副作用较少，比较适合老年患者。使用时需从小剂量开始。

（3）β-肾上腺素受体拮抗药：如普萘洛尔，对于减轻焦虑症患者自主神经功能亢进所致的躯体症状如心慌、震颤、多汗、气促有较好疗效。

（4）丁螺环酮：是非镇静类苯二氮䓬类药物，也常用于焦虑症的治疗，但起效相对较慢。

在选择药物时，有以下几方面需要注意：具有肌肉松弛作用的药物，如苯二氮䓬类药物，一般在睡前服用，当效果不佳时，也可日间加用。老年朋友们在服用改善焦虑药物的时候，应注意是否合并使用治疗其他躯体疾病的药物，如降压药、降血糖药，要考虑到多种药物之间是否存在相互作用。要及时告知医生自己是否还在服用其他的药物，让医生帮助进行取舍。许多老年人会担心服药成瘾，拒绝服用医生开具的药品。其实大可不必过度担心。在症状得到控制后，医生会根据患者的具体情况考虑是否停药。因为治疗焦虑症的药物在症状得到改善后需要维持服用一段时间，因此不可擅自停药或减药，须由医生进行评估决定何时停药或减药，以防症状重新出现。

54. 有没有药物治疗以外缓解焦虑情绪的方法

老年焦虑的治疗是综合性的，除了口服药物外，还有很多不吃药的方法可以帮助老年人缓解焦虑情绪。经常推荐的方法有以下几种。

（1）放松训练法：常用方法有呼吸训练、渐进式肌肉放松和冥想。其中呼吸训练法比较简单，能够在任何地方、任何时间进行，坐着、站着、躺着都可以做。一般采取腹式呼吸的方法，取合适的姿势，用鼻子慢慢吸气5~10秒，感觉腹部微微鼓了起来，停顿2~3秒屏住呼吸，然后呼气，在5~10秒内将体内气体慢慢地呼出，然后放松3~5秒，这就是一次腹式呼吸。建议早晚各做2组，每组10次呼吸。放松训练需要反复练习，一两次的练习效果不明显，经常练习才能感受到它的魅力所在。

（2）运动疗法：老年人应积极进行适当的体力活动。运动可以调节自主神经功能，增加大脑的多巴胺和内啡肽，让身心平静放松下来，从而达到减轻焦虑和恐惧的目的。最好每天上午或下午坚持30~40分钟的适度锻炼，至少每周3次。老年人不宜在晚间进行运动，以免影响睡眠，运动强度、幅度不要太大，时间不宜过长，开始运动前一定要做好拉伸训练。适合老年人的运动有健步走、打太极拳、游泳、打乒乓球等。

（3）心理支持治疗：老年人出现焦虑时应该到正规机构寻求专业心理医生的建议，同时可告知信任的亲朋好友，尤其是子女，有他人的帮助和支持会更快地度过焦虑期。

（4）焦虑饮食小妙招：遵循健康饮食习惯可以有效缓解焦虑情绪，尤其是天然食物能有效降低焦虑的风险。通常说的天然食物指的是新鲜蔬菜和水果，富含ω-3脂肪酸的鱼类以及全麦食品。新鲜蔬菜水果里的镁元素能有效缓解肌肉紧张、平缓心率、降低血压和血糖。优质蛋白质的摄入可以避免情绪起伏。鱼类

老年人精神健康小处方

（尤其是深海鱼）和家禽是优质蛋白质的重要来源，能使老年人在摄入蛋白质的同时避免饱和脂肪和胆固醇。全麦食物（如全麦面包馒头、燕麦片）可以增加大脑中 5-羟色胺（又称血清素）的含量，使人感到快乐，减少急躁情绪，有助于保持良好睡眠。充足的水分可以让人精神饱满，情绪稳定。老年人对口渴的敏感度下降，对缺水反应迟钝，一定不要等渴了再饮水。

55. 如何在晚年生活中保持内心平静

内心平静是一种全身放松的状态，是一种即使在困难和不愉快的情况下仍能保持平静的能力。内心平静能让老年人更惬意地度过晚年。老年人可以尝试以下几种方式来保持内心的平静和放松。

保持健康的生活方式，维持良好的身体状态。保持健康的饮食和睡眠习惯，进行适当的体育和社交活动，不沉迷于不健康的行为，如整日坐于桌前打麻将、看电视。可以继续年轻时的爱好，也可以培养几个适合老年人的兴趣爱好，比如读报、养花种草、下棋、书法。兴趣活动可以丰富老年人的日常生活，陶冶情操，也能使老年人的大脑得到锻炼。即使没有家人陪伴，也可以让不良情绪有宣泄的途径。

随着年龄的增长，老年人的认知能力也在走下坡路，有的老年人不容易接受快速发展的现代生活中的新事物、新观点。老年人应该让自己持有更开放包容的态度，积极接纳，不要固执己见、墨守成规，这样更容易适应社会，在遇到不顺心的事情时，更能坦然面对，避免与社会脱节。老年人不妨多关注当下发生的事情，尽量使自己沉浸在眼前的生活和事务中。可以学着进行正念练习，有目的、有意识地关注、觉察当下的一切，同时不作任何判断、任何分析、任何反应，只是单纯地觉察它、注意它。比如专心进食，体会口腔咀嚼食物的味道；静静地体会自己的情绪；专心洗漱，感受水流穿过手指的触感；安静读报，感受文字的魅力。反复进行以上练习可以释放恐惧，提升幸福感。

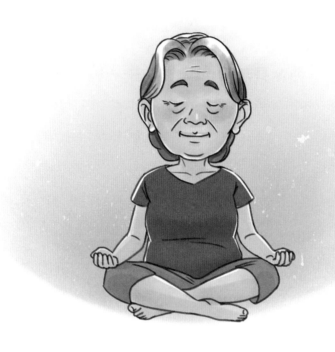

（何雪玲）

（三）关注身体要适度，莫无根据把病疑

56. 总是怀疑自己得病了是怎么回事

生活中不少老年人总是怀疑自己得了什么病，甚至是不治之症，因而开始四处就医，尽管检查结果都正常，医生也明确排除了患病的可能，但老年人自己仍感觉到不舒服，继续四处就医。时间长了，受到焦虑情绪和四处奔波辛苦的影响，原来的"症状"加重或产生新的不适，更强化了老年人的疑病观念，使老年人在焦虑情绪和不适症状中痛苦煎熬。

例如 66 岁的王女士，近一年来感觉身体不舒服，开始是胃部隐隐胀痛，不敢正常进食，体重逐渐下降，继而出现贫血、头晕等症状，于是怀疑自己得了胃癌。反复检查没有阳性结果，王女士仍然不放心，依旧奔波于各大医院。所有的检查结果及医生的解释都不能打消王女士的想法，后来王女士出现腰背部疼痛和顽固性便秘，经常心慌、气短。王女士认为自己将不久于人世而非常痛苦。后来王女士经人介绍到精神心理科就诊，医生考虑为疑病症，王女士接受治疗后症状改善。

疑病症又称疾病焦虑，疑病症的患者不仅仅是怀疑自己患病，更重要的是同时产生对疾病的焦虑、担心，甚至是惶恐不安的不良情绪。并非所有老年人都会疑病，只有那些对自己身体过度关注，缺乏医学常识或不相信科学，只相信自己感受的老年人易患疑病症。性格中带有偏执色彩的老年人，出现疑病症状的概率更高。

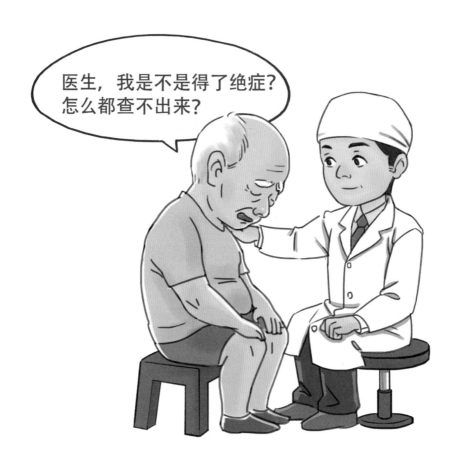

医生，我是不是得了绝症？怎么都查不出来？

57. 如何避免疑病症的不良后果

疑病症的特点是患者自己感觉病情很严重，而各种检查结果正常，医生认为没病，但患者本人仍然四处求医，无法解脱。疑病症患者对自身健康过分关注，怀疑自己患了某种事实上并不存在的疾病，医生的解释和客观检查均不足以消除其想法，患者频繁更换医生寻求保证，导致检查越来越高级，花费也越来越多。患者自身承受着躯体症状的痛苦，伴随的焦虑情绪也吞噬着其脆弱的心灵。这样对家庭的影响也非常大，时间久了，势必导致家庭关系不和睦。

疑病症患者存在先占观念，也就是个人头脑中的优势观念，坚持认为可能患有一种或多种严重的疾病，不接受医生客观的忠告与保证。所以疑病症患者治疗的目标是打消或弱化这种观念，一般分为自我调适和正规系统的治疗。往往在自我调适失败后，应立即接受规范化治疗，包括早期心理干预，若焦虑情绪严重应接受药物对症治疗及全病程管理。

意识到自己可能患有疑病症后，应及时到精神心理科就诊，症状控制后可以避免疾病治疗延误导致的不良后果。如患者拒不承认自己有心理问题，亲属应尽到规劝的义务，避免病情进展。前往专科就诊并且配合治疗是关键的第一步，等有了疗效，下一步的治疗就相对容易了！

58. 如何初步判断自己是否得了疑病症

疑病症患者常常怀疑自己患有某种实际上并不存在的疾病，专科医生的检查结果也不能令他们信服，就这样惶惶不可终日，严重的话还会引起其他的一些疾病。那么，该如何判断自己是否患了疑病症呢？

首先，要完成相关躯体疾病的检查，以排除相关躯体症状的器质性基础。老年人脑功能衰退也会使老年人对躯体疾病过度关注，导致一些疑病症状，所以颅脑 CT 检查是必要的。另外，一些心理测量工具也有助于疑病症的诊断，如症状自评量表、汉密尔顿焦虑量表、汉密尔顿抑郁量表和明尼苏达多相人格问卷（MMPI）中神经症状分量表的疑病症部分。

这些调查问卷包含的条目较多，某些伴有焦虑情绪的患者完成会有困难。其实疑病症最简单的自我初步判断是自我对症状的认识，也就是对疾病的自知力。经常怀疑自己生病的老年人可以将自己的感受清楚完整地告诉医生，让医生帮助判断病情。

59. 得了疑病症如何治疗

治疗疑病症的方法应该根据患者的心情以及抑郁状态来决定，尤其是当患者精神心理状态出现问题时，只有采取合理的治疗方式才能处理好疑病症的危害。治疗的同时，患者本人需要对疑病症有所了解，这样更有利于配合治疗。

疑病症与心理因素有关，所以心理治疗和认知行为治疗是有益的。开始的心理治疗可以采用支持疏导的方法来改善症状，认知行为治疗是通过改变患者错误的认知来改善情绪和行为，进而达到使患者能够正常应对负性生活事件的效果。另外，若是治疗效果不佳，应选择药物治疗。

许多老年人笃信传统医学，对于这样的老年人，可以采用中医药的方法来治疗。中药能调整患者身体出现的问题，疑病症虽然属于心理疾病，但中医药通过改善患者身体免疫力，也能改善疑病症的部分症状。

西药方面常用抗焦虑、抑郁药物治疗疑病症，如选择性5-羟色胺再摄取抑制剂（SSRI）的西酞普兰、舍曲林。非苯二氮䓬类抗焦虑药如丁螺环酮、坦度螺酮，复方制剂中氟哌噻吨美利曲辛片等治疗疑病症的焦虑症状也有较好的效果。

有些患者经治疗停药后过段时间又复发，故而认为疑病症是难以治愈的或对药物有依赖性。其实，症状出现反复最主要的原因是治疗并不彻底，症状有残留，或心理问题没有得到彻底解决，此时往往需要更为持久的心理治疗。

60. 疑病症有自我心理调适的方法吗

疑病症有心理调适的方法。首先应该改变认识，老年人可在医生引导下逐渐了解所患疾病的性质，改变错误观念，解除或减轻精神因素的影响，对自己的身体情况与健康状态有一个相对正确的评估，逐渐建立对躯体不适的合理性解释。医生根据检查结果给予解释和判断本身就具有一定的治疗作用，医生的判断应该选择恰当的时机，不能在各项检查之前和患者诉述苦恼之前就轻易做出。有时家人无法理解，认为老年人是在装病。因此，家人对疑病症的了解也非常重要，家人只有对疑病症有了正确的认识，才能给予患者积极的心理支持，帮助患者走出痛苦的深渊。

疑病症患者常常具有敏感多疑、自卑、悲观、过于谨慎小心等性格特点，对事情往往只看到不好的一面，对自己没有自信，总是往坏处想。所以，疑病症患者要尽量养成乐观的生活态度，增强生活的信心，多与朋友交流，培养幽默感，克服悲观情绪和不良心理。建立新的生活方式，培养兴趣爱好，改变环境和生活方式，设法转移注意力，这样既开阔了视野，又能让人精神振奋，淡忘不适症状。疑病症患者普遍容易接受暗示，因此坚持每天给自己施加一些积极的自我暗示，比如"感觉今天精神很好，很健康""我没有病，我是健康人"等，对缓解疑病情绪有很好效果。

如上述自我调整方式无效，应及时进行专业咨询，必要时遵从医嘱服用适当的药物，有助于早日康复。

（魏立和）

（四）认知健康很重要，预防痴呆聪明到老

61. 老年期痴呆就是大脑"返老还童"吗

有些老年人的性格会随着年龄增长而发生变化，变得更为自己着想，就像牙牙学语的小孩子，事事斤斤计较，还会莫名其妙地发脾气，所以有"老小孩、老糊涂"的说法，大家对老年人性格越来越像个孩子觉得很正常。虽然正常老年人也会发生大脑的退化，但如果出现上述情况就要警惕老年人是否患有老年期痴呆。老年期痴呆是老年人比较常见的问题，患者会出现认知功能减退，表现为记不住事、学不会新东西、反应迟钝、说话颠三倒四、出门找不到家，还会有精神行为异常，包括脾气性格改变、怀疑别人偷东西，出现幻觉，失眠，捡拾垃圾，出现言语或者躯体攻击等问题，导致患者日常生活能力下降。

老年期痴呆的发展往往分 3 个阶段。①主观认知障碍阶段：患者的认知能力没有明显改变，患者可以正常生活，也没有行为幼稚等表现。此时常规检查基本正常，进一步的专业检查会发现患者大脑神经病理或神经生化方面的改变。②轻度认知障碍阶段：患者已经明确有神经功能障碍，但是没有严重到影响其日常生活能力。患者常因抑郁、淡漠、睡眠障碍就诊。③痴呆阶段：此阶段患者的突出症状是很容易忘事，尤其是对"近事"的遗忘，比如不能回忆起中午吃饭没有。随着病情加重，患者开始变得不能想起以前的事情，且伴有认知障碍，如像小孩子一样注意力不集中、思维分散、说话重复，性格也会发生变化。每位患者

有个体化的表现，病情进展也有差异，但大多数神经变性引起的痴呆患者会逐渐丧失各种认知功能及生活能力，直至卧床，出现进食障碍、吞咽障碍、反复肺部感染和压疮等并发症而去世。

综上所述，老年期痴呆并不是大脑"返老还童"，而是疾病所致。如果发现身边的老年人在记忆力或行为性格方面出现了问题，应及时带老年人就医，做到疾病的早发现、早诊断、早治疗。

62. 轻度认知障碍——介于正常衰老与痴呆之间的认知功能损害状态

轻度认知障碍（mild cognitive impairment，MCI）是一种介于认知功能正常与痴呆的中间状态，即患者的认知下降超过了正常衰老的范畴，但又达不到痴呆的诊断标准。MCI最明显的特征是虽然患者存在一些认知功能障碍，但日常工作和生活基本不受影响。目前普遍认为，从正常衰老到痴呆，认知的改变是一个连续的过程，MCI是疾病的较早期表现，而痴呆是认知功能障碍的较晚期状态。MCI的发病率与年龄的增加呈正相关性。除了年龄，MCI的危险因素还包括受教育程度低，有高血压、糖尿病、肥胖、脑卒中或心脏病病史等。

一部分MCI患者将会进展至痴呆，但仍有一定比例的MCI患者在1~3年的随访期间获得改善甚至康复，还有一部分患者症状稳定。对于那些最终会进展为痴呆的MCI患者，早期、有效的指导和干预可以延缓其发展为痴呆的时间。患者和家属还可以有充足的时间去认识和接受这一疾病，并可提前对痴呆后的生活和照料模式做出规划。积极的治疗可以最大限度地使MCI患者保留生理和社会功能，提高生活质量。对于那些最终没有进展为痴呆的 MCI 患者，早期发现明确相关病因，如甲状腺功能减退、自身免疫性脑炎等，并予以治疗，可以使患者彻底康复。故而，及时甄别出 MCI 并给予相应的治疗，对患者具有重大意义。

63. 如何预防痴呆

痴呆是老年人常见的综合征，表现为记忆力减退、语言功能下降、执行力障碍、人格改变及精神行为异常，进而导致生活不能自理。由于痴呆患者逐渐地丧失基本生活能力，需要家庭成员越来越多的照顾，这对家庭的经济和人力来说都是巨大的负担。这类疾病听起来可怕，但并非不能预防。《柳叶刀》的最新研究结果表明全球超过 1/3 的痴呆可以通过干预危险因素的方法来预防。

痴呆的危险因素可以分为可干预和不可干预两大类。不可干预的危险因素包括年龄、性别、基因、家族史，可干预的危险因素包括心脑血管疾病、高血压、高脂血症、2 型糖尿病、吸烟与饮酒、不良饮食习惯、教育水平、体力活动与脑力活动、脑外伤等。我们可以通过以下方法来预防老年期痴呆，比如：

（1）锻炼身体，进行认知训练和增加教育储备。身体锻炼包括打太极拳、做手指操、跳广场舞及进行适当的有氧运动。此外，还应不断学习，掌握新技能。

（2）积极控制高血压、糖尿病、高脂血症等危险因素，避免脑外伤。

（3）改变生活方式，戒烟、戒酒，低盐低脂饮食，多吃水

老年人精神健康小处方

果、蔬菜、全谷物、豆类、坚果类和种子类食物，适当补充维生素 C 等，不使用铝制炊具及餐具。

（4）保持心情愉悦，避免大的情绪波动，多参加良性社交活动，作息规律，避免熬夜。

（5）如果出现听力下降，要及时治疗，必要时佩戴助听器，避免因为耳聋与外界脱节。

对于痴呆，我们的认识还很有限。在没有特效药的情况下，尽早对可控制的危险因素加以预防，能够减少罹患老年期痴呆的机会。

64. 痴呆会遗传给下一代吗

在所有类型的痴呆中阿尔茨海默病发病率最高，所以对其发病机制的了解最为全面。遗传因素在阿尔茨海默病发病中发挥了重要作用，但致病基因导致的家族性阿尔茨海默病占比不足 5%。晚发型阿尔茨海默病遗传学基础较复杂，其易感性是由多种较常见但外显不全的遗传因素导致的，这些因素可能与环境和表观遗传影响相互作用。确切地说，阿尔茨海默病的发病虽与遗传相关，但实际上，大部分晚年起病的散发性阿尔茨海默病患者子女的患病概率很低。即使有遗传危险因素，只要通过积极的预防和干预，减少后天的不利因素，也是可以延迟或避免发病的。

还有一些痴呆类型如额颞叶痴呆、路易体痴呆、帕金森病性痴呆，发病与基因突变的关联比阿尔茨海默病更强。如果家族中跨越超过两代多于 3 人发病，可以进行遗传咨询，必要时接受相关基因检测。还有一些痴呆类型如一氧化碳中毒、甲状腺功能减退、脑炎、脑外伤引起的痴呆，一般是不会遗传的。

65. 记住5个"不"，识别痴呆莫耽误

绝大多数痴呆患者起病初期症状不明显，易被忽视，待病情严重时才就诊，导致延误治疗。尽早发现痴呆信号、及时干预是控制患者病情和决定预后的关键。因此，学习识别老年期痴呆的早期信号很重要。如果老年人出现了以下5个方面的问题，则需要注意罹患痴呆的可能。

（1）记不住：虽然年纪大了人人都比年轻时爱忘事，但是即使记不清细节，正常老年人通过线索或提示往往能够回想起来大概的故事经历。而痴呆患者的遗忘是比较完全的，通常完全不承认过去的事情，经过提醒也想不起来，甚至重复很多遍也记不住。

（2）学不会：学习新知识、适应新事物有困难也是老年期痴呆比较突出的早期信号。很熟练的家务也许还能应付，一旦换了新的家用电器如微波炉、电视机，就怎么也学不会了。有的老年人虽然能够唱老歌，但碰上新歌学很多遍也记不住词曲，这就需要警惕痴呆的可能。

（3）算不清：有的老年人以往是精明的管家，但逐渐变得越来越糊涂，不能进行复杂的运算，常付错钱，料理财务有困难，这也可能是痴呆的早期信号。

（4）说不出：最典型的症状是找词困难，话到嘴边说不出来，还可能出现词不达意、听不懂复杂的谈话、阅读和书

写困难。

（5）做不好：患者区分时间、地点、人物有障碍，遇到紧急情况时判断力下降，生活自理能力变差，做事容易出错，依赖性增强。

以上这些能力减退可以先后或同时出现，随着时间推移慢慢发展，患者生活逐渐不能自理，需要照顾。

66. 记忆力出现问题应该去哪个科就诊

当老年人自我感觉或被家人发现出现比以前明显爱忘事、语言理解和表达障碍、处理复杂事务能力变差、计算能力下降等认知功能受损的时候，到医院看病应该挂哪个科室的号呢？

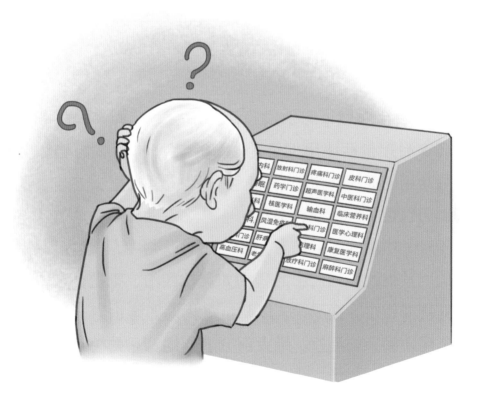

其实，老年认知障碍属于交叉学科，涉及神经科、精神科、老年科等多个领域。国内外回顾性调查研究发现，存在认知障碍的老年人首次就诊的科室通常是神经科、精神科、老年科、内科，但是不同地区的不同医院上述科室的医生对认知障碍的熟悉程度和诊疗能力差别很大，认知障碍的表现又非常隐匿和复杂，有时认知障碍患者会被漏诊。近年来，随着人们对轻度认知障碍和痴呆的了解越来越深入，认知障碍已经逐渐成为一门专业学问。不少医院已经针对痴呆及相关疾病设立了专门的记忆门诊，认知专科病房也越来越多地为就诊者提供更专业的服务。

因此，患者可以根据所在地区医疗机构的设置，选择到记忆门诊、神经科、精神科或老年科找认知障碍专业的医生进行诊治。早诊断、早治疗方可使认知障碍患者得到最好的治疗效果。

67. 老年期痴呆的治疗手段有哪些

治疗老年期痴呆的手段有药物治疗、非药物治疗和支持治疗。药物治疗包括使用促智药物、控制精神症状药物和其他药物。最常用的促智药物是胆碱酯酶抑制药和盐酸美金刚。胆碱酯酶抑制药包括多奈哌齐、卡巴拉汀、加兰他敏、石杉碱甲等，主要用于轻、中度的痴呆患者。美金刚对改善中、重度痴呆是明确有效的。其他改善脑代谢的药物如奥拉西坦、吡拉西坦，脑血管活性药物如银杏叶提取物，以及抗氧化剂如维生素 E 等多种药物也常常用于痴呆的治疗。绝大部分老年期痴呆的患者都伴发精神症状，以抑郁、焦虑、躁狂最为常见，必要的时候可以在专科医

老年人精神健康小处方

生指导下服用抗抑郁药和抗精神病药。抗抑郁药常用选择性5-羟色胺再摄取抑制剂，如氟西汀、帕罗西汀、西酞普兰、舍曲林。抗精神病药有利培酮、奥氮平、喹硫平等。这些药物的使用原则是低剂量起始，缓慢增量，减量和停药需要经过充分评估。

非药物治疗有感官刺激治疗、行为干预、音乐治疗、园艺治疗、怀旧治疗、芳香治疗、舒缓治疗、认可疗法、认知刺激治疗等多种形式，在改善认知和提高患者生活质量方面起到了非常好的效果。痴呆是一类慢性病，很多患者的病程会超过10年，除了疾病本身引起的失能及幻觉、妄想、抑郁等精神症状，常见的并发症有吞咽困难、营养不良、外伤及骨折、肺部感染、二便失禁、便秘，以及长期卧床导致的压疮、血栓等。绝大多数患者最终的死因并不是痴呆本身，而是其并发症。故而对于痴呆患者，照料是非常艰巨的任务，通过环境改善和日常生活的照料来延缓痴呆进展，预防相关并发症，保障患者安全和提高其生活质量，是痴呆治疗的重要内容。

68. 认知障碍和慢性病有关系吗

不少老年期常见的慢性病与认知障碍有一定的关系，如高血压、糖尿病、高脂血症、抑郁症、脑血管疾病、心脏病、慢性阻塞性肺疾病、慢性肾病贫血、营养不良等，与认知障碍的发生密切相关。

高血压、糖尿病、高脂血症可以导致脑内的动脉硬化，会使脑细胞的功能代谢异常，逐渐出现神经元减少，使患者出现认知障碍。抑郁症的患者兴趣低下，不喜欢和别人进行沟通，反应迟钝，记忆力下降，表现与认知障碍类似或加重本身就存在的认知障碍。缺血性或出血性脑血管病可以导致血管性认知功能障碍，如果反复脑卒中影响到关键部位，患者的认知功能会出现阶梯式下降。

心脏病如冠心病、心肌梗死、慢性心力衰竭、心房颤动、瓣膜性心脏病、心律失常等均为脑卒中发生的危险因素。罹患上述疾病的老年人认知障碍的患病率明显高于身体健康者。急性心肌梗死等疾病会使患者脑血流量急剧或持续降低，造成脑细胞缺血、缺氧或坏死，影响大脑功能，引起认知障碍。

慢性阻塞性肺疾病和睡眠呼吸暂停综合征可以使老年人的大脑长期处于缺氧状态从而损害认知功能。在此基础上发生的肺部感染更是可能会使认知功能出现断崖式的下降。贫血的患者脑血流量减少，脑细胞供血不足会加重认知障碍。营养不良对脑健康有负性影响，严重时还会诱发病理性脑萎缩。积极治疗和控制慢性躯体疾病，加强对心脑血管疾病的防治，对预防认知障碍的发生具有重大意义。

69. 如何避免痴呆老年人发生伤害

痴呆老年人由于认知功能受损，伴有精神行为问题，以及照护不到位等，比其他老年人更容易受到伤害。

预防老年人跌倒，可以从家居环境（地面、灯光、家具）、衣着和药物等方面进行关注。建议房间地面使用防滑材料或进行防滑处理，随时保持干燥。居室灯光明亮适宜，走廊和卫生间宜安装夜间感应灯具。家具尽量简洁，避免尖锐的转角，物品固定放置。活动区域不要堆放过多杂物和容易绊倒老年人的小物件。给老年人穿防滑合脚的鞋子、长度合适的裤子。老年人卧床时拉好床档，座椅有扶手及靠背，必要时系好安全带。洗澡应选择老年人情绪稳定的时间，使用洗澡专用椅。当老年人情绪不稳时，及时安抚，专人陪伴，减少老年人的活动。

　　一旦发现痴呆老年人有走失风险，老年人居家和外出活动时都要有专人陪护，尤其老年人参加社会活动时，人多地生，更要加强看护。建议进行居住环境的设计和改造，房门可以用钥匙锁上，以免老年人自行出走。为老年人佩戴身份联系卡或专为失智老年人设计的特殊黄手环，注明家属联系电话、老年人基本信息等，方便其他人协助联系家属。还可以利用定位通信设备——手机、全球定位系统（GPS）等监控老年人位置，预防走失带来的伤害。

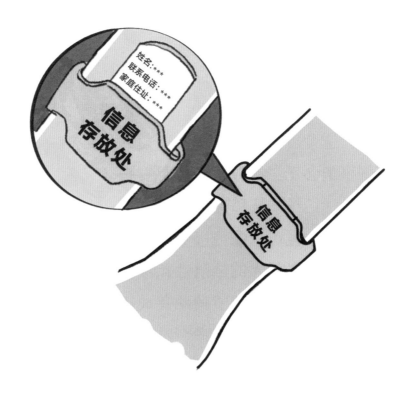

尽量将兴奋、躁动的老年人置于安静安全的环境，采取温和的态度对待老年人。老年人有激越行为时，通过谈论老年人感兴趣的话题、协助老年人在安全场所活动的方式分散转移老年人注意力。当老年人持续出现兴奋、攻击情况时，应及时到专业医疗机构寻求帮助，采用药物和非药物的办法，尽量保证老年人安全。

尽量避免让老年人独自在家，避免老年人独自使用煤气，将危险品如热水瓶、刀剪等放在隐蔽、不易拿取处，加锁保管药品、消毒液等防止误服。总之，耐心细致的照护能有效保证痴呆老年人安全。

70. 如何照护痴呆老年人

轻度痴呆老年人的照护应以帮助老年人进行认知训练为主，伴随日常生活能力训练，并且关注老年人情绪。鼓励老年人做力所能及的事情，尽量保留原有生活节奏和习惯，让老年人过自尊有质量的生活。这个阶段老年人通常保留部分自知力，对自己记不住、做不好事情会产生挫败感，甚至发脾气，照护者应该耐心帮助，多多鼓励，给予安抚和支持。

中度痴呆老年人也可以酌情接受认知训练，照护者应选择合适的训练难度以提高老年人的依从性和成就感。日常生活方面尽量简化步骤，必要时给予提醒或辅助完成任务以增强老年人的自信。还可以让老年人听喜欢的音乐、看熟悉的老电影，使老年人情绪放松，精神愉悦。在老年人出现睡眠障碍、情绪异常、幻觉、妄想等精神症状或攻击行为时，积极寻求专业机构帮助。避免老年人走失、跌倒、误服等伤害发生。

重度痴呆老年人的照护以生活照护为主。这一阶段应该预防和避免各种并发症，如肺部感染、压疮、误吸、营养不良。老年人吞咽障碍严重时，可以通过改变食物性状、增加黏稠度减少进食呛咳，必要时采取管饲饮食。每天早晚和进餐后帮助老年人进行口腔清洁，减少痰液和食物残渣停留，预防隐性吸入。保持老年人周身清洁，加强会阴部清洁，及时处理大小便，定时翻身，预防压疮和失禁性皮炎。老年人因尿潴留等原因留置尿管时应预防拔管和感染。日常监测生命体征和精神状态，如果发现老年人出现精神萎靡、体温升高等情况，应及时就医。

71. 照护痴呆老年人力不从心时如何寻求帮助

痴呆照护是一项长期而艰巨的任务。充分的心理准备、足够的体能和科学的照护技巧是高质量照护的三大要素。

痴呆照护者的心理状态和承受能力是决定照护质量的重要因素，照护者们学会调节自己的心态，是为了更好地照顾痴呆老年人。积极的照护心态能帮助照护者以更好的精神状态面对照护难题，一味地怨天尤人和焦虑担忧起不到任何积极作用，反而会诱发痴呆老年人的不良情绪，加重照护者负担。

建议照护者定期给自己放个假，给自己的身体"加个油"。照护者应该安排一定的时间延续自己喜欢的活动，哪怕每周只有一个下午，享受片刻自由的时光，或者重拾自己的兴趣爱好，或者逛街为自己挑选一件喜欢的衣服，或者好好睡一个踏实的午觉，照顾自己的身体和心灵，舒缓压力，这样才能以更好的状态完成照护任务。

照护者要善于学习痴呆照护技巧。照护者只有不断学习，加强对疾病的了解，在实践中运用所学照护技巧，才能轻松应对照护难题。照护者学会识别精神行为症状的诱发因素和老年人需求后，就能以平常心看待痴呆老年人的小情绪，掌握沟通技巧后，就能灵活应对和处理，让痴呆老年人更听话。

另外，建议照护者学会求助，比如请亲友帮忙或利用社区工作者的上门服务。争取参加照护者联谊会，结交"盟友"分享照护经验，既能获得新的知识和资源，又能在情绪共鸣中减轻心理压力，维持心理健康。

72. 如何走进痴呆老年人的内心世界

痴呆老年人的照护者可能要面临几年甚至十几年的照护期，掌握与痴呆老年人的沟通技巧是非常重要的。每一位痴呆老年人的生活经历、文化背景均不同，沟通交流方式也是因人而异。这里介绍几个常用技巧，帮助照护者走进痴呆老年人的内心世界。

成功沟通的核心是尊重。痴呆老年人渴望获得他人尊重的情感会持久保留，甚至维持到疾病的晚期。哪怕老年人已经不能言语，卧床不起，他们仍能从照护者的目光、表情、语气和姿势等体会到照护者对他是关心、爱护，还是嘲笑、嫌弃。我们经常把痴呆老年人的认知退化阶段与婴儿的认知成长阶段相对应。照护者与痴呆老年人相处就如同一位母亲与婴儿相处，情绪稳定面带微笑的母亲，比起焦虑哭泣的母亲，更能养育出充满安全感、面带微笑的婴儿。痴呆老年人如果喜欢照护者，就会听话好照料，反之，就会抗拒、"胡闹"。所以，让痴呆老年人体会到尊重，具有良好的依从性，是成功沟通的基石。

有时候，照护者要善于倾听、学会沉默，比起焦虑的神情、急躁的语言，更能达到有效沟通。很多痴呆老年人由于具有表达困难、理解缓慢、转瞬即忘等特点，给照护者带来很多沟通难题。照护者需要善于倾听痴呆老年人的讲话，通过讲话内容、词语、流畅程度及讲话时伴随的情感，如语速、声调、面部表情等，尽量领会他们的意思。很多照护者急于弄清楚痴呆老年人的意图，经常大声直白地说"你到底想干什么""你别说了，听我的"，再配上急切的语调和表情，常常会让痴呆老年人由于诉求得不到满足而变得烦躁不安，甚至出现攻击行为。

痴呆老年人生活在他们自己的世界中，往往会产生一些不符合现实的想法，甚至对自己的判断深信不疑。这时候，如果照护者极力更正说服，只会把自己推到老年人的对立面，增加沟通困难。有时候利用痴呆老年人的"妄想"，走进痴呆老年人的世界，反倒能产生意想不到的效果。

痴呆老年人随着疾病的进展会逐渐失去越来越多的功能，照护者可能会面临越来越多的照护任务。建议照护者接受疾病进展的过程，更多地关注老年人还保留的能力，不吝啬表扬和鼓励，使痴呆老年人也不时产生成就感，更加配合照护者保持生活状态。

73. 如何应对痴呆老年人的异常行为

痴呆老年人由于记忆障碍和思维紊乱，经常会对身边的人或事充满猜疑，一会儿怀疑自己的东西被偷走了，一会儿怀疑别人在撒谎，更有甚者，怀疑老伴对自己不忠，任凭别人怎么解释，老年人对自己的猜疑坚信不疑。这种情况下，照护者要理解这是疾病造成的，不要与老年人争执，也不要发脾气，更没有必要反复解释。采取平静的态度，将老年人的注意力转移到其他活动上，使其慢慢淡化疑心。耐心倾听，适当表示认可，让老年人感受到被理解。如果老年人猜疑有人偷了他的东西，可以陪他寻找丢失的物品，往往能在他喜欢藏东西的地方找到。

痴呆老年人会出现幻觉和妄想，看见没有的东西、怀疑东西丢了、认为有人要害自己是常见症状。可以通过消除诱因减少幻觉妄想。比如老年人看见窗帘动了认为有人，此时应尽量配合老年人关上窗户。与老年人交流时，要表现出相信老年人描述的内容，不要试图纠正和批评老年人，避免产生敌对和不信任的情绪。满足老年人无害的需求，即便显得"无理"，甚至利用妄想使其回忆美好的过去。必要时为老年人佩戴老花镜和助听器，减少由视力、听力障碍诱发的幻觉妄想。

有的痴呆老年人经常会出现情绪激动，打人、推人、扔东西砸人，或者持续咒骂、咆哮等，给照护者带来很大困扰，这些都是激越行为的表现。老年人出现激越行为，可能是由于对自身意愿表达不清、不被他人理解、难以达到目的而情绪爆发，也可能是由于疾病导致疼痛等不适，还有可能是由于对环境不熟悉、对照护者感到不满等。面对激越行为，需要从去除诱因、提供安全熟悉环境、药物控制等几个方面进行应对。细致查找引起老年人激越行为的原因，观察产生激越行为的规律和特征，避免容易诱发情绪波动的因素。创造安静、舒适、轻松的生活环境，避免噪

老年人精神健康小处方

声等不良刺激，避免环境和照护者变化，也能减少老年人情绪行为异常。老年人已经出现激越行为时，要做好日常安全预防措施，收起刀剪、玻璃制品等危险品。遵医嘱使用药物，确保用药剂量、时间准确，观察用药后不良反应。如果老年人频繁出现难以消除的攻击行为，应该到医院就诊。

（吕继辉　曹萌　马宗娟）

（五）快乐健康到老，良好睡眠不可少

74. 睡眠障碍分为哪几类

总体来说，睡眠障碍分为如下几类：失眠症、睡眠呼吸障碍、嗜睡症、睡眠相关运动障碍和睡眠异态。失眠症是最常见的睡眠障碍，又分为短期失眠、慢性失眠。短期失眠是指失眠症状持续时间短于3个月，发生通常与显著应激事件如亲人离世、面临考试有关，随着时间延长，失眠症状会慢慢消失。慢性失眠是指每周出现至少3次失眠症状，持续至少3个月。失眠可表现为入睡困难、睡眠维持困难、易惊醒、自觉多梦、早醒、醒后不易再睡，以及醒后感到疲乏、缺乏清醒感、注意力差，导致白天工作和生活受影响。全球每年有30%~40%的成年人发生失眠。

睡眠呼吸障碍包括中枢性睡眠呼吸暂停综合征、阻塞性睡眠呼吸暂停、睡眠低通气综合征等，表现为在睡眠过程中出现呼吸暂停或呼吸困难，会导致低氧血症和通气不足，诱发心脑血管疾病等。

嗜睡症是一种长期警醒程度低和不可抗拒的发作性睡眠，患者白天有不可抗拒的短暂睡眠发作，发作时常1~2分钟进入睡眠状态，时间一般持续数分钟至十余分钟，每天可发作数次，发作后自然醒来或被他人唤醒，清醒后常有持续数小时的精神振奋。典型患者可在任何活动中入睡，如在进食、说话、行走、开车时均可旋即进入睡眠状态。

睡眠相关运动障碍有梦游症，表现为睡眠中突然起身下床徘徊数分钟至半小时或走出家门、进食、穿衣等。有的患者口中念念有词，但口齿欠清，常答非所问，无法交谈。睡眠相关运动障碍还包括不宁腿综合征（又称不安腿综合征），表现为夜晚睡前感觉双下肢很不舒服，有活动双腿的冲动，活动后可暂时缓解。

睡眠异态包括睡惊症、梦魇和快速眼动睡眠行为障碍等。睡惊症表现为突然惊叫、哭喊、坐起、双目圆睁、表情恐惧、大汗淋漓、呼吸急促、心率增快，有的患者还伴有重复机械动作。梦魇是指反复发生烦躁或焦虑的梦境，且能在清醒后清晰回忆起，给患者带来显著痛苦或造成功能损害。快速眼动睡眠行为障碍是在睡梦中出现四肢异常动作，与帕金森病等神经变性疾病有关。

75. 每天睡多长时间合适

睡眠对健康的重要性不言而喻，在睡眠状态中身体会自我修复和恢复活力，睡眠期间生长激素分泌达到峰值，可能促使夜间肌肉生长和细胞再生。从一夜良好的睡眠中醒来，会觉得精力充沛。相反，睡眠不足会导致日间疲劳或瞌睡，长期睡眠不足还会对免疫功能产生负面影响。那么人们每天需要多长时间的睡眠呢？

不同个体和不同生命阶段对睡眠的需求有显著差异。虽然报道大多数成人每晚睡眠 6~8 小时，但有的人可能每晚只睡 6 小时，且无须补充睡眠即可感觉精力充沛；有的人每晚需要睡 10 小时才感觉解乏，第二天才有精神。成年人一般每天睡 7~8 小时，老年人的新陈代谢慢，每天睡 5~7 小时就足够了。

老年朋友可以根据自己的健康状况和睡眠习惯，合理安排睡眠时间，一般以第二天感觉精力充沛为准。如果因为各种原因夜间睡眠不足，可以在有条件的前提下适当午间小睡，补充一下体力和精力。

76. 哪些习惯能帮助老年人酣然入梦

慢性失眠是不少老年朋友的困扰，其实很多慢性失眠患者可通过改善睡眠习惯来解决失眠的问题。如果睡眠习惯不良，应及时纠正。以下有利于睡眠的好习惯可帮助老年人解决失眠的问题。

（1）调节生物钟：早晨和上午多晒太阳，充沛的光线让身体知道新的一天开始了，由此重启 24 小时昼夜节律的良性循环。白天晒太阳还可以调节体内激素，尤其促进褪黑素的规律分泌，有利于夜间睡得好。

（2）晚饭不能过饱：睡前过饱是造成失眠的原因之一。从中医角度来说，胃不和则卧不安，进食不当或吃得太多，会造成胃肠负担加重，胃肠紧张工作的信息不断传向大脑，致使人失眠、多梦，就可能导致整夜寝睡不宁。

（3）放松身体：一些晚间刺激性的活动，如玩游戏，看恐怖电影、电视剧，争论等，会让人的身体和大脑不能及时放松而使人辗转反侧，不能在上床后很快入睡。有失眠困扰的老年人要学会放松身体和大脑，睡前不要再胡思乱想，不要再去操心生活中的压力。在睡前可以平静地回想一下当天做的事情，也可以尝试冥想，即专注于呼吸，逐渐放空大脑，放松身体，改善睡眠质量，提高睡眠效率。

（4）锻炼身体：研究证实适量合理的体育运动可增加睡眠时间。一般建议在早上或者下午进行锻炼，健步走可以在提高体温的同时保持心率在正常范围，使心脏处于半休息状态，是一个值得推荐的运动方式。

（5）改善卧室环境：晚间卧室的温度可以稍微低一些，因为睡眠时体温会稍微下降，过高的温度不利于处于休息状态的身体的代谢。不要在床上工作或者玩游戏，床只用来睡觉，这样才能形成条件反射，只要一上床就会有睡意。高度适宜的枕头和舒适的床垫都是良好睡眠的保障。卧室还要保持安静舒适，光线柔和，保证入睡后卧室内没有任何发光的东西，黑暗会让老年人更容易入眠。

（6）其他：一些习惯如睡前洗个热水澡也有助于睡眠。热水澡能让身体和大脑放松，一般只需要10分钟就可以获益。规律定点的睡眠时间也很重要，制订睡眠时间表，每天在固定时间睡眠，会形成较好的生物节律，帮助快速入眠。

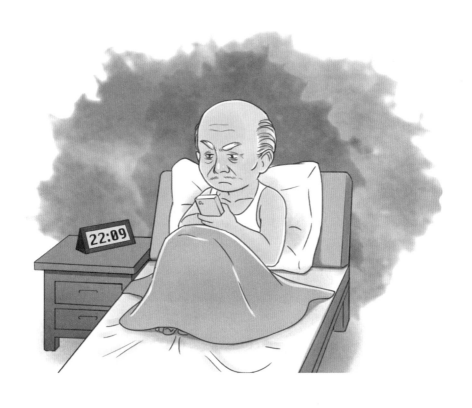

77. 做梦会影响睡眠质量和身体健康吗

睡眠有补充人体能量，增强抵抗力，促进正常生长发育，使身体得到充分休息的作用。短时间的睡眠不佳会使人出现注意力涣散，而长时间失眠可能造成情绪变差、思维变慢等异常情况。许多人都认为，一夜无梦是一件幸福的事。研究者却发现梦可以锻炼大脑的思维能力，对保持精神健康起着积极的作用。做梦是人脑的一种工作程序，使大脑白天接收的信息能在梦境中得到梳理，甚至使白天苦苦思索而无法解决的难题能在第二天醒来时迎刃而解。

但频繁做噩梦就对身体不利了。梦魇障碍是指反复发生令人烦躁或焦虑的梦境，且能在醒后清楚地回忆，给患者带来显著痛苦。梦魇是一些精神心理疾病的常见表现，尤其是抑郁症和创伤后应激障碍。如果老年人频繁做噩梦伴随拳打脚踢之类的肢体异常运动，或者出现坠床等现象，就要考虑是不是快速眼动睡眠行为障碍了。快速眼动睡眠行为障碍最常见于伴有神经退行性疾病的老年人，如路易体痴呆和帕金森病，其症状可能先于认知下降和运动障碍 10 年或更长时间。发现这种情况要及时就诊，并且密切观察以后有无运动障碍。长期服用抗抑郁药和抗精神病药、酒精和毒品等物质滥用也会导致梦魇发生。

78. 失眠可能会带来哪些危害

失眠的发病率比较高，而且不限年龄，中老年人更容易受到失眠的侵害。长期失眠可使患者的免疫力下降，还可能引起记忆力减退、头痛、头晕、耳鸣、神经衰弱等症状。严重者会影响日常工作，使得工作效率大大降低。长期失眠还会导致心理健康受到极大的损害，导致各种负面的心理情绪，是焦虑、抑郁等一些精神心理疾病的重要诱因或伴随症状。失眠还会加速皮肤的衰老，使人面容憔悴，甚至加重更年期综合征。

长期失眠、睡眠不足可能导致交感神经兴奋，引起儿茶酚胺分泌增加，可引起心率加快、心悸、胸闷等症状，增加老年人患高血压、脑动脉粥样硬化、脑梗死、冠状动脉粥样硬化等心脑血管疾病的风险。了解失眠的危害，及时有效地预防和治疗失眠，就有望阻断失眠，减轻痛苦。

79. 老年人在睡梦中大喊大叫、拳打脚踢是病吗

有些老年人在睡眠过程中经常会做噩梦，甚至会出现大喊大叫和剧烈运动的行为，因此到失眠门诊就诊，这是不是病呢？

这种睡梦中出现的异常现象确实是一类疾病的前兆，医学上叫作快速眼动睡眠行为障碍，是一种睡眠异常状态。快速眼动睡眠行为障碍的特征是在快速眼动睡眠期间，身体肌张力降低状态消失的时候，出现异常动作，医学上称为梦境扮演行为。这种异常动作和行为的程度不一，可以是手部的动作，也可以是大幅度地挥动手臂，或者表现为拳打脚踢样的剧烈运动。患者通常因为担心其行为对自己或伴侣造成损伤而就医。

当医生怀疑某个患者患帕金森病等疾病的时候，一般会询问患者在睡眠中是否出现过大喊大叫或坠床的现象，这些症状对帕金森病或帕金森综合征的诊断是很有提示意义的，也是诊断路易

体痴呆必须具备的核心症状之一。在一般人群和老年人群中，快速眼动睡眠行为障碍的患病率分别为 0.5% ~ 1.25% 和 2% 左右，在年轻人中发病较少，其发作和使用抗抑郁药及发作性睡病有关。在老年人中快速眼动睡眠行为障碍是帕金森病、路易体痴呆等神经变性疾病的前驱综合征，绝大部分快速眼动睡眠行为障碍患者在经过一段较长的时间后，最终会出现帕金森病或相关疾病。

还有一些人在睡眠中会出现一些异常的行为和动作，如磨牙、四肢无规律运动等，有的人会因腿部动作而从睡梦中苏醒，这些都是良性症状，不属于病态范畴，遇到这种现象老年朋友不必惊慌。如果自己不好判断，建议到专科门诊就诊。

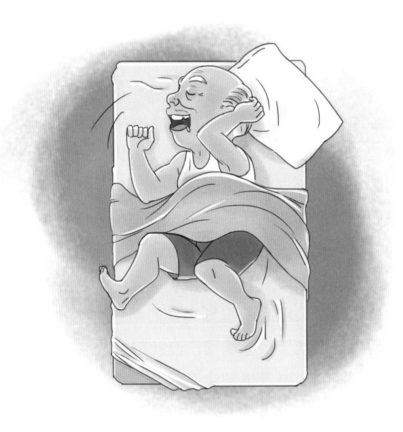

老年人精神健康小处方

80. 中医中药对失眠有何高招

失眠，在《黄帝内经》中被称为"目不瞑""不得眠""不得卧"，在《难经》中被称为"不寐"，是由于情志、饮食内伤，病后及年迈，禀赋不足，心虚胆怯等病因，导致心、肝、胆、脾、胃、肾的气血失和，阴阳失调，引起心神失养或心神不安，从而出现的以经常不能获得正常睡眠为特征的一类病证，主要表现为睡眠时间、深度的不足以及不能消除疲劳、恢复体力与精力，轻者入睡困难，或寐而不酣，时寐时醒，或醒后不能再寐，重则彻夜不寐。

失眠的基本病机以心血虚、胆虚、脾虚、肾阴亏虚进而导致心失所养及由心火偏亢、肝郁、痰热、胃失和降进而导致心神不安两方面为主。其病位在心，但与肝、胆、脾、胃、肾关系密切。

失眠虚证多由心脾两虚、心虚胆怯、阴虚火旺引起心神失养所致。失眠实证则多由心火炽盛、肝郁化火、痰热内扰引起心神不安所致。中医通常把失眠分成以下证型进行论治：心火偏亢证、肝郁化火证、痰火内扰证、胃气失和证、阴虚火旺证、心脾两虚证、心胆气虚证。那么有没有方药可以治疗失眠？下面介绍一些普遍适用的方法。

（1）药膳治疗：尽量选用营养充足而又容易消化的食材，莲子、红枣、山药、菌类（包括菇类、灵芝类、木耳、银耳）、核桃仁、松子仁、蛋类、百合、小黄米、黑米、黄花菜、丝瓜、魔芋、兔肉、鲑鱼、鲢鱼、鲫鱼、鳙鱼、鹌鹑等都能很好地起到安神助眠的作用。

（2）中药香囊助眠：芳香药材具有安神、定志、静心的作用。传统养生有以闻香防病、治病著称的熏香养生学说，一直延续至今。芳香的药香可以减轻精神压力，有利于提高睡眠质量，常用的安神熏香可以制成香囊、鼻烟、焚香以及盆栽或摆件。

（3）穴位按摩：按摩头面部的穴位可以促进大脑供血，缓解用脑过度引起的头目胀闷，特别是按揉太阳、印堂，开天门，分抹前额，揉前额，指腹叩前额，按揉睛明，五指梳理头皮，点按风池等，可以改善脑部血供，帮助睡眠。

81. 如何应对失眠背后的焦虑、抑郁

随着人们生活节奏的加快，失眠和抑郁、焦虑的发生率日趋升高。失眠是抑郁障碍独立的危险因素。失眠与焦虑存在共同的病理生理机制且容易"共患"，在治疗上也应重视"同治"的原则。失眠和抑郁、焦虑既可以独立发生，也可以相伴存在。失眠伴抑郁、焦虑在临床表现、治疗和预后方面与单纯失眠有很大差别，且预后更差、危害更严重，需要高度重视，积极处理。

无论是失眠还是抑郁、焦虑，既与生物学因素有关，又与患者人格特征、认知方式、应激事件、社会支持等心理、社会因素有关，应考虑进行综合性治疗。短期失眠伴抑郁、焦虑通常是心理应激事件诱发的，应及时处理应激事件，并且辅以睡眠卫生教育和失眠认知行为治疗，争取尽早控制失眠，防止出现不良应对模式而导致失眠转为慢性。

慢性失眠伴抑郁、焦虑与患者人格特征和对失眠的非理性信念等认知偏差有关，应首先考虑药物治疗，同时联合失眠认知行为治疗或物理治疗。慢性失眠伴重度抑郁发作、复发或难治性抑

郁、双相情感障碍的抑郁发作、药物滥用、精神病性症状、自杀风险时，应该前往精神专科就诊。

82. 如何正确服用镇静催眠药

很多失眠老年人不知道如何服用镇静催眠药。有的老年人虽然深受失眠的困扰，但担心服药后会产生依赖、成瘾，或担心药物的毒副作用会影响大脑和智力，而拒绝服用镇静催眠药。有的老年人则相反，一睡不着就马上服药，甚至加倍服用，迫不及待地大睡一觉。怎样才是合理的用药方式呢？

因环境、生活事件等因素引起的短暂失眠可先不服镇静催眠药，可通过改善环境、解决事件等来调整睡眠节律，改善睡眠。适量运动，积极进行身体锻炼，健康饮食，培养爱好转移注意力等都对睡眠有帮助。

纠正把浅睡眠当成没睡觉的观念。不管夜里是否睡好，除了午后小憩，白天都不要补觉。睡眠时间因人而异，就像每个人的饭量不一，不要强迫自己必须睡 8 小时。许多失眠者上午就开始想晚上怎么才能睡好，这样的担心和焦虑必然导致晚上睡不着。另外，不要过分夸大失眠的危害，实际上担心、焦虑比失眠更影响健康。

使用上述方法无效者可在医生指导下使用镇静催眠药。一般应从小剂量开始，必要时加量，好转后逐渐减药。最好选用依赖性小、起效快、次日残留效应少、对记忆力影响小、耐受性出现慢或不出现、不影响睡眠结构、与其他药物相互作用少、肌肉松弛作用小的药物。

有的老年人的失眠其实是抑郁症的一个表现，此类患者除对症治疗失眠外，还应该进行抗抑郁治疗，抑郁症改善后，睡眠也会相应改善。还有的失眠是精神分裂症等其他精神疾患的症状，抗精神病药治疗后，睡眠也会改善。

（张守字　张力）

（六）突然"糊涂"也是病，识别谵妄很重要

83. 生病或手术后的老年人突然"糊涂"是怎么回事

平时精神状况良好的老年人，如果在身体出现状况或手术之后突然出现了认知水平下降，比如搞不清时间、地点，甚至不认识家人，注意力不集中，做事颠三倒四，说话语无伦次，出现幻觉或妄想，表述能看到一些奇奇怪怪的东西或听到一种特别的声音，这些症状都提示老年人很有可能出现了谵妄。

谵妄一般在晚上比较严重，患者常有严重的睡眠紊乱。轻者，白天打瞌睡，晚上睡不着；重者，白天困倦，夜间行为异常，出现噩梦或各种幻觉。太阳一落山，老年人就进入意识混沌的状态，这种现象被称为"落日现象"，更通俗的说法是"昼夜颠倒"。

躯体疾病，包括中枢神经系统的疾病和影响大脑功能的全身疾病，突然停药或加药，环境改变等内外因素都可以导致谵妄。谵妄会使原发疾病变得复杂，增加很多难以预知的危险。高活动性谵妄的老年人随处乱跑可致跌倒、外伤、骨折，甚至引起致命性心律失常，而低活动性谵妄的老年人则可能因昏睡卧床出现肺部感染。

因此，老年患者生病或手术后突然"糊涂"，应该警惕是否发生了谵妄。谵妄是一种比较危险的急性状态，是老年人健康亮红灯的信号，提示老年人身体某方面出了新的问题。一旦老年人出现了谵妄，应该尽快就医。

谵妄的病因是身体发生了器质性的病变，影响了大脑的正常生理功能。谵妄在患病的老年人中是很常见的，理论上任何躯体疾病都有可能引起谵妄，如心、肝、肺、肾等重要器官的功能异常，内分泌和营养代谢紊乱，水、电解质和酸碱平衡失调。另外，酒精、毒品和某些药物也可能导致谵妄。尤其在重症监护病房、烧伤病房、肿瘤病房、外科病房和老年病房，谵妄患者较多。国外 2 家综合医院进行的流行病学研究发现，70 岁以上的老年人中出现谵妄迹象者，占住院老年患者总人数的 1/3～1/2。多数老年患者发生轻度的意识模糊时并没有去医院，所以老年人谵妄的发生率可能更高。

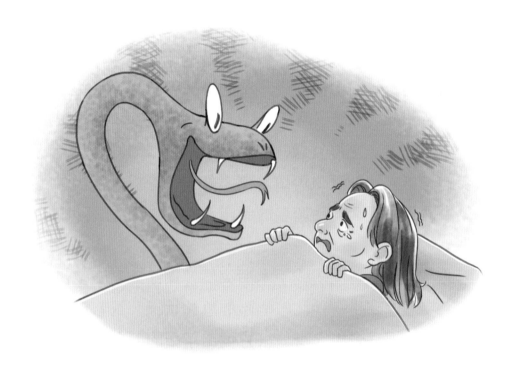

谵妄在临终患者中更常见，大约80%的老年人去世之前曾出现过谵妄，尤其在夜间出现意识模糊和幻觉，跟"阴间"的亲人对话。这不是什么"灵魂附体"，从医学的角度，这种现象其实是病重时的谵妄，意味着预后不良、死亡风险增加。遇到这种情况，尽力治疗原发病，减轻老年人痛苦，避免伤害才是正确的做法。

85. 如何识别老年谵妄

因为对谵妄的认识不足，大约只有1/3的谵妄患者得到了及时诊断，也就是说大部分谵妄患者被延误送医或漏诊了。注意以下4点，有助于家人和医务人员尽早识别谵妄。

（1）注意力不集中：谵妄的老年人会有明显的意识紊乱，伴有注意力集中、维持和转移困难。对别人说的话可能不予理睬或答非所问，动作不协调，言谈做事不连贯。

（2）突然出现意识模糊，病情呈现昼夜波动：短时间内突然从意识正常到意识模糊，家人往往能够明确感觉到老年人与以往显著不同，清楚地说出变化的具体时间。严重程度有昼夜波动倾向，通常夜间严重，白天好转，对前一晚的事情不能回忆。

（3）思维紊乱：说话前言不搭后语，旁人难以理解。甚至时空颠倒，如老年人坚持晚上要出去开会、骨折了还要下地走路等异常行为。

（4）意识水平改变：患者对周围的感知处于朦胧、模糊的状态，并非完全清醒。意识水平通常呈波动性变化，可有交替，通常白天嗜睡，夜间兴奋。

如果老年人符合上述（1）和（2）这2项，再加上（3）和（4）中至少1项，则提示患谵妄的可能性大。

86. 谵妄防治三部曲

减少谵妄的重要措施是预防发生。对于已经存在谵妄的患者，可尝试非药物治疗的办法，同时积极寻找和去除导致谵妄的躯体疾病。

（1）预防：谵妄的危险因素有很多，及时处理可能引起谵妄的躯体疾病如身体衰弱、感染或脱水、肾功能衰竭、营养不良、视觉障碍、疼痛等，能预防2/3的谵妄发生。

（2）非药物治疗：可以给予患者定向力训练，在醒目的地方提供时间、地点标识。尽量减少对患者不必要的约束，避免多重用药，尤其是容易诱发谵妄的药物。创造安静、安全的环境，减少外界刺激，纠正昼夜颠倒等。这些措施可以减轻谵妄的症状，促使患者尽快好转。

（3）治疗导致谵妄的躯体疾病：去除病因是消除谵妄的关键。另外，在必要的检查和治疗前，为防止患者自伤或伤人，在减轻高度兴奋或出现幻觉的患者的应激压力时，可以在全面权衡利弊的基础上，遵照医生处方对患者短期应用小剂量镇静药或非典型新型抗精神病药。

87. 如何鉴别谵妄和痴呆

谵妄和痴呆的老年人都会表现为思维不清、不能正常交流或出现异常行为，但他们在很多方面的表现是不同的。表 3 可以帮助我们对谵妄和痴呆进行区分。

表 3　谵妄和痴呆的异同点

分类	相同点	不同点
症状	认知障碍、精神异常、能力下降	谵妄患者起病急，能明确是哪一天发病；痴呆患者往往起病很慢，很难明确具体起病日期
易感因素	高龄、躯体疾病诱因	痴呆的患病率与年龄明显正相关；谵妄在各年龄段均可发生，以躯体因素为主
处理和预后	去除诱因、治疗原发病、非药物治疗、对症治疗	导致痴呆的原发病大部分不可逆；如能发现和去除谵妄的病因，谵妄症状可消失
并发症	均可引起跌倒、走失、伤害、肺炎、营养不良、压疮	除了跌倒、走失、伤害、肺炎、营养不良、压疮，谵妄患者还可能发生与病因有关的并发症

（吕继辉）

四、正确处理与躯体疾病相关的精神心理问题

（一）关注"双心疾病"
（心脏病伴随心理疾病），科学处理争双赢

88. 心慌、气短、憋气一定是得心脏病了吗

日常生活中，剧烈活动后出现的心慌、气短、憋气、心动过速等一系列反应都是暂时的，当我们停下来休息一段时间后，这些症状基本就消失了，这是正常现象。但如果是在休息或平静状态下感觉到这些不适，就需要重视起来了。

以上这些症状，不一定都是心脏的问题。就心慌和气短来说，除了冠状动脉粥样硬化性心脏病、心力衰竭、心律失常、心肌病、心肌炎、慢性肺源性心脏病（简称"慢性肺心病"）等心脏疾病能够引起以外，焦虑症、抑郁症等精神情绪问题也可以引起这些躯体性不适。

焦虑症、抑郁症是较常见的精神障碍类型，可以发生于任何年龄段，而且发病率逐年上升，女性患病率一般高于男性。大约2/3的焦虑症患者合并抑郁症状。这类患者除了有不明原因的担心、紧张不安、情绪低落、食欲减退、肌肉紧张、烦躁不安等异常外，还可能存在显著的自主神经功能紊乱，主要表现为心慌、胸闷、气短、呼吸急促、头晕头痛、出汗或面色苍白、口干、吞咽梗阻感、胃部不适、恶心、腹痛腹胀、尿频等。

需要强调的是，出现上述症状时应及时就医，详细向医生说明情况。医生可能会为患者开具心电图、心肌酶等检查，以排除心血管事件；还有可能让患者接受相关化验及功能检查来鉴别其

他躯体疾病，如甲状腺功能异常、癫痫、短暂性脑缺血发作、低血糖。另外，曾经服用过的药物也要完整地告诉医生，以便排除药物副作用或酒精、可卡因的戒断症状。最后，根据医生的建议接受治疗，定期随访。

89. 为什么有的老年人患心肌梗死后像变了个人

有的老年人患了急性心肌梗死，经过积极治疗，胸闷、胸痛、心慌等症状已经好转，却突然"糊涂"了：曾经精明的人不认识自己的孩子了；曾经儒雅大方的人变得爱骂人、爱占小便宜；曾经喜爱安静的人变得不停地说胡话、大喊大叫，像换了个人似的。这些问题的出现都和心肌梗死有关吗？

出现以上种种表现，可能是因为老年人患了谵妄。谵妄可发生于任何年龄，老年人群更为多见。有报道指出，谵妄在老年人群中的发病率是年轻人群的 4 倍。谵妄的原因十分复杂，多与躯体疾病因素、药物因素、心理因素、环境因素有关。

诱发谵妄的常见躯体疾病因素有心血管疾病、各种感染、内分泌疾病、身体内环境紊乱、手术及外伤以及脑血管疾病等。因此就不难解释老年人心肌梗死后像换了个人的现象了，这是因为老年人出现了谵妄。

谵妄的表现有思维混乱，出现幻觉、错觉、定向力障碍（不知道自己在哪、不认识亲人或自己、不知道时间）、睡眠障碍等症状，还常伴随精神运动性兴奋或抑制：前者表现为大喊大叫、冲动、表情呆板、攻击伤人等；后者表现为运动减少，睡眠障碍，白天轻，夜间加重。老年人谵妄更多表现为后者，还可以伴随恐惧、淡漠、抑郁等情感异常。

当出现类似症状时需要就医，接受详细的检查、诊断及评估，寻找、发现并消除导致谵妄的促发因素，并给予有效的处置避免谵妄带来的危险。

90."心病"与"心脏病"是一回事吗

"心病"与"心脏病"仅仅一字之差，但意思却是大相径庭。

所有发生于心脏的器质性疾病统称为"心脏病"，大致分为冠心病、心律失常、心力衰竭、心脏瓣膜病和心肌病。

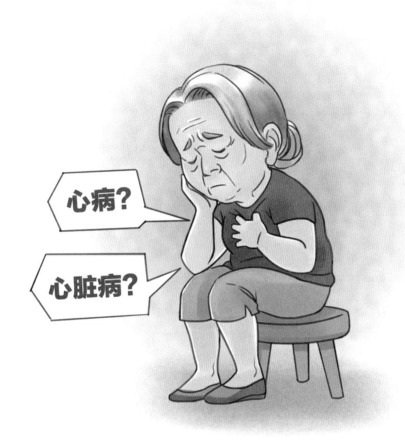

"心病"是日常生活中人们的口头语，暗指各种原因引起的心理问题，比如长时间心情压抑、不开心、悲观厌世、焦躁、过分担心、多疑、不安，也有可能表现为过度思考和纠结，反复查看门窗、煤气是否关好，偏执地相信不存在的事情。如果不给予及时的干预治疗，这些心理疾病也会危害身体健康。因此，心理疾病和身体疾病一样需要重视。

虽然"心病"与"心脏病"不是一回事，但心理健康与身体健康同等重要，而且常常共存，老年人出现相关问题需要及时就诊，积极寻求专业医生的帮助，来保证身心健康。

91. 患心脏病的老年人更容易变"傻"吗

老百姓所谓的变"傻"常指易发生在老年人群的痴呆。阿尔茨海默病是老年期痴呆最常见的病因，占所有痴呆的50%~70%。国内外多部影视剧作品，如电影《依然爱丽丝》《我脑中的橡皮擦》，电视剧《嘿，老头！》《都挺好》《老有所依》《守望幸福》等，均讲述了阿尔茨海默病患者的生活。血管性痴呆是导致老年期痴呆的第二大病因，占老年期痴呆的10%~20%。

患有心脏病、高血压、心律失常等疾病的老年人罹患痴呆的风险会明显增加，是正常人的2~3倍。除了上述疾病，还有很多心血管病的危险因素可以增加痴呆的发病风险，如糖尿病、高脂血症、动脉粥样硬化、脑卒中、肥胖等可使血管性痴呆的发病风险升高。因为有这些共同的病因和因果关系，患心脏病的老年人确实更容易患老年期痴呆。

所以，积极治疗心脏病，有效控制高血压、糖尿病、高脂血症、肥胖等慢性病，不仅对心脏有好处，还能降低血管性痴呆的发生风险。

（马丽）

（二）"心脑同治"获益大

92. 如何识别脑卒中后抑郁

脑卒中俗称中风，常发生在老年人，会影响老年人的行动、语言、思维等功能。而脑卒中后抑郁是指患者在脑卒中后有抑郁的体验，严重者可能会产生轻生的念头。那么，如何识别脑卒中后抑郁呢？主要有以下几点可以参考。

第一，要注意老年人情绪的变化，比如情绪低落或不稳定、总觉得不开心、常委屈想哭、语言减少、不爱与人交往、疑神疑鬼、紧张不安。第二，要注意老年人的性格变化，如变得急躁、暴躁易怒、情感脆弱、爱哭闹、自控能力减弱。第三，要注意老年人兴趣爱好的变化，如对以前爱做的事不感兴趣、不愿应酬、经常闭门不出。还要留意老年人的精神状态，如精神萎靡、总感到疲倦、懒于活动、对前途不抱希望，常感到孤独、绝望、恐惧无助、常自责，甚至有时产生轻生念头。第四，老年人睡眠的变化也值得关注，如经常失眠、多梦、难以入睡或睡得不深、易在夜间醒或早醒。某些老年人还有可能主诉各种身体不适，如经常说胃不舒服、没胃口、体重下降，有时感到心慌、胸闷、气短、头晕头痛、周身窜痛，流泪，觉得记性特别差、丢三落四、注意力不集中。

当老年人脑卒中后出现上述表现，就可能是脑卒中后抑郁在作怪，家人需要尽早带老年人到医院专科就诊。

93. 老年人脑卒中后焦虑了怎么办

张大爷半年前突发脑卒中，住院治疗后症状明显缓解，康复效果不错。但是自从患脑卒中后，张大爷像变了个人似的，整日担心再次患脑卒中，经常坐立不安，六神无主，生怕"久病无孝子"，常为小事而发火。日子一长，张大爷茶不思，饭不想，寡言少语，经常失眠，还瘦了许多。家人以为张大爷的身体又添了新毛病，一个月来辗转多个科室求治，可是张大爷的病情却越来越重。后来，家人抱着试试的态度将张大爷带到精神心理科门诊，经过询问病史和心理评估，医生将张大爷确诊为"脑卒中后焦虑"。找到了病因后张大爷得到了有效治疗。

对于患脑卒中后焦虑的老年人，大家需要注意以下几点：第一，及时、定期带老年人到门诊就诊，听取医生意见，必要时让老年人服用抗焦虑药，对不良反应要留心观察。第二，帮助老年人进行自我调节，如多和别人说说话、听听音乐、多参加锻炼、保证充足的睡眠。第三，可协助老年人接受物理和心理治疗，如神经调控治疗、光照疗法、放松疗法和认知行为疗法。第四，要给予足够的家庭、经济和心理支持，也就是说家属都要积极关心老年人，尊重和理解老年人，让老年人感受到家庭的温暖。千万不要在老年人面前表现出烦躁、厌恶或随意斥责老年人，也不要装聋作哑，对老年人不闻不问，更不要抱怨看病花钱，应尽量满足老年人的合理需求。

脑卒中后的焦虑情绪并非小事，如果忽视和不重视，就有可能发展为更严重的焦虑障碍，给患者的身心带来极大的痛苦，使患者的生活质量受到严重影响。所以患脑卒中的老年人，一旦出现焦虑表现，应及早就医，控制病情。

94. 患脑卒中后的老年人如何应对失眠

脑卒中后失眠使老年人得不到正常的休息，不仅会影响心情和正常生活，还会引起身体的一系列疾病。因此，脑卒中后失眠一定要及时治疗。老年人应建立信心，这种失眠只是暂时的，不必过分担心。注意维持生活起居规律，多数人能够自我调节好。专业医生提供的睡前用药和治疗脑血管病的药物，家属要监督老年人遵医嘱按量、按时服用，这对失眠会有帮助。鼓励老年人在力所能及的情况下，积极参加家庭和社会活动，适当锻炼，多与人沟通、谈心。营造一个温馨的睡眠环境，适宜的温度、隔离噪声、整洁的室内环境以及播放舒缓的音乐等，都有助于提高睡眠质量。

另外，休息时老年人尽量侧卧位，减少误吸和睡眠呼吸暂停的概率。对于无法主动翻身的老年人，家属或照护人员应每隔 2 小时帮助其变换一次睡姿，白天每隔 15 分钟调整一次坐卧姿势。在条件允许的情况下，老年人还可以接受物理治疗，如经颅磁或电刺激、光照疗法、生物反馈疗法。通过以上多方面照护，脑卒中后老年人的失眠状况一定能有所改善。

95. 脑卒中后谵妄是怎么回事

谵妄是脑卒中急性期常见的并发症。脑卒中后谵妄以意识水平急性和波动性紊乱为特征，而且不能归因于抑郁症、精神分裂症、痴呆等疾病。谵妄的发生意味着老年卒中患者预后不佳，有更高的失能和死亡风险。视觉障碍、高龄、认知障碍、出血性脑卒中、右侧半球脑卒中、脑萎缩等是谵妄的危险因素，这些因素会对神经系统进行"第二次打击"。

老年人发生谵妄时，建议照护人员做到以下几个方面。首先是合理用药，脑卒中患者多高龄、合并多种疾病，常服用多种药物，易出现药物过量或中毒。特别是抗胆碱药等多种药物能够诱发谵妄，家属需了解老年人服用药物的副作用，平日观察其用药后反应。其次，尽量减少对老年人的物理约束，减少刺激，以降低谵妄的发生风险和持续时间。最后，早期改善睡眠障碍，确保充足水分摄入，治疗尿潴留和便秘，佩戴助听器等辅具保证接受外界信息等均有助于脑卒中后谵妄的防治。老年人发生谵妄易发生危险，须加强安全护理，防止跌倒、坠床、误吸、撞击等事件发生。管理好门窗，防止老年人走失或由幻视（又称视幻觉）造成自杀。妥善固定各种监测、治疗管道，防止被老年人拔出。为老年人修剪指甲，防止抓伤皮肤。同时鼓励平日熟悉老年人状况的家属进行陪护，给予老年人心理上的支持和关怀。

综上所述，谵妄使得患脑卒中的老年人病情更加复杂，容易引起并发症，增加治疗和护理的难度，延长住院时间，使死亡率升高。因此，老年脑卒中患者应尽早处理可能诱发谵妄的因素，减少脑卒中后谵妄的发生。并且密切观察动态变化，尽早识别谵妄，积极控制病因和采取安全防护措施，缩短谵妄的持续时间，减少谵妄引起的并发症。

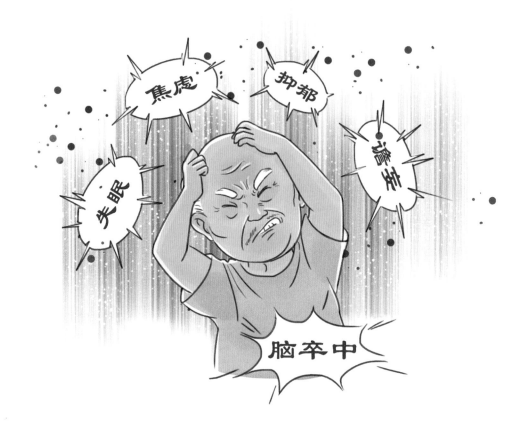

（胡月青）

老年人精神健康小处方

（三）谈"癌"莫色变，乐观心态胜万难

96. 得了癌症就没治了吗

人们常常谈"癌"色变，认为一旦被诊断癌症就意味着死亡。家属及亲友也是能瞒则瞒，不敢告诉患者真相。癌症真的这么可怕吗？其实不然。随着对癌症危险因素认识的深入，以及早期诊断和治疗水平的提高，癌症不再是"不治之症"，而是可防、可控的慢性病。有许多癌症已经可以达到治愈的目标。世界卫生组织指出，采取健康生活管理等方式可以使癌症的发病率减少40%；另外，40%的癌症可以通过早发现、早诊断达到治愈；20%的癌症可以通过干预使患者维持带瘤生存状态，提高患者的生活质量。

肿瘤分良性肿瘤和恶性肿瘤，不同性质的肿瘤预后不同。良性肿瘤具有生长速度慢、边界清晰、不易转移、无全身症状的特点，通常不会对寿命造成影响，大多预后良好，如果积极接受根治性手术治疗，常能治愈。恶性肿瘤也就是人们常说的癌症，具有生长速度快、边界不清、易转移、易复发的特点，但是只要早发现、早治疗，大部分癌症患者的预后也是相当好的。即便有些癌症晚期患者发生了转移，如果积极接受恰当治疗，结局也是相当乐观的。

经过综合治疗可以使大多数患者达到临床治愈的癌症有乳腺癌、淋巴瘤和软组织肿瘤等，可以明显延长患者生存期的肿瘤有胃癌、非小细胞肺癌、头颈部肿瘤、卵巢癌、大肠癌、前列腺癌

等。所以，如果得了癌症，要积极与医生沟通交流相应的治疗措施与预后干预措施，不必恐慌。

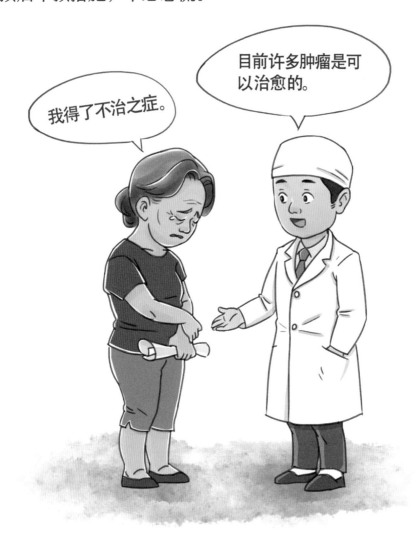

97. 癌症患者成宿睡不着觉是怎么回事

　　癌症患者常常会出现失眠，表现为难以入睡，或夜间易醒、早醒，或睡眠质量下降，多噩梦，次日精神困倦。原因可能是癌症造成患者的身体不适，尤其是癌症晚期出现的疼痛，常在夜间明显、逐渐加重，最后患者难以忍受，造成失眠。这时，建议患

　　　　　　　　　　　　　　老年人精神健康小处方

者就医酌情使用镇痛药及催眠药，减轻痛苦，提高睡眠质量与生活质量。

许多患者得知自己患了癌症后，常常会有巨大的心理压力，包括焦虑、抑郁、懊悔、恐惧、适应障碍，甚至绝望。患者不仅担心自己的身体及寿命，而且还怕拖累家人，害怕最终"人财两空"，于是整天心神不宁，寝食难安，结果反而会加剧肿瘤的恶化，形成恶性循环。所以应放平心态，以积极理智的心态正视疾病，如同与肿瘤交锋作战，"我强则敌弱，我弱则敌强"。建议癌症患者藐视癌症的存在，照常生活，用"过好每一天"的心态来应对癌症，让自己的内心永远活在当下，将心理调整到最佳状态。必要时可以在医生指导下接受抗焦虑或抗抑郁药物治疗。

手术或放化疗会引起一系列不良反应，导致患者出现恶心、呕吐、发热、头晕、头痛、腹痛、口干等各种身体不适，也可引起失眠。另外一些相关药物还有一定的中枢神经系统兴奋作用。必要时可与医生商议及时调整用药。

（武海燕）

（四）恰当止痛，权衡利弊

98. 如何克服疼痛焦虑

其实很多对疼痛的恐惧和焦虑来源于对疼痛的不了解。疼痛是一种适应性和保护性的感受，能提示人体某个部位出问题了，我们通过向医生描述疼痛的性质和部位，由医生判断问题器官或部位，做到疾病的早发现、早诊断和早治疗。由此说来疼痛并不可怕，及时就医是关键。知道了病因，疼痛就有望得到治疗和缓解。比如老年人多有骨关节病或者腰椎、颈椎等退行性病变，这类疼痛可能是自发的，也可能是由运动引起的。去骨科门诊就诊，医生可以帮助老年人制订相应的治疗方案；有些老年人有神经系统疾病，这类疾病引起的疼痛需要去神经内科就诊，医生可以想办法帮助患者缓解疼痛。另外，不少医院还有专门的疼痛门诊，采取多种方法来减轻患者的痛苦。

我们应该接纳并尊重疼痛，承认疼痛的存在，通过和医生交流，明白疼痛因何而来，树立缓解疼痛的信心，克服对疼痛的恐惧和焦虑。

99. 如何正确认识镇痛药

首先我们要知道，规范地遵医嘱服用镇痛药是没有问题的。经典的镇痛药分两大类，一类是非甾体抗炎药，一类是阿片类镇痛药。阿片类镇痛药是处方药，虽然有成瘾性，但有严格的评估审核系统，医生一般会在评估后为患者开具处方，患者只要遵医嘱就没必要担心。日常能在药店里买到的非处方镇痛药，如阿司匹林、布洛芬，属于非甾体抗炎药，并没有成瘾性。但是药物都有一定的副作用。对于镇痛药的使用，医生都会权衡利弊，酌情使用。

疼痛被缓解之后，人们的食欲、睡眠、精神状态会更好，在某种程度上也会让疾病恢复得更快，患者没有必要强忍着疼痛拒绝使用镇痛药。同时，不建议患者私自选用某一种镇痛药长期服用，在服用镇痛药之前，需要对自己的疾病有所了解，明白到底是什么原因引起的疼痛。盲目过早地服用镇痛药，虽然可以暂时缓解疼痛，但镇痛药易掩盖疼痛的部位和性质，不利于医生观察病情和判断患病部位，那就得不偿失了。

因此，镇痛药一定要遵医嘱服用，一般原则是按时给药、按阶梯给药、联合用药、交替用药，由小剂量开始，切勿盲目自行乱用药。

（贾东梅）

（五）预防失能，减轻焦虑

100. 老年人丧失哪些功能才叫失能

随着年龄的增长，老年人往往同时患有多种疾病，很多类似穿衣吃饭这种基本的生活技能都可能受到影响，无法照顾自己的衣、食、住、行，这就是我们常常提到的失能。不同慢性病导致失能的表现也各不相同，失能可以被分为不同的类型，比如耳聋、失明、失智，可以通过不同的筛查问卷和评估工具来识别。

日常生活活动能力包括运动、自理、交流及家务活动等。运动包括床上运动、轮椅上运动和转移、室内或室外行走、公共或私人交通工具的使用。自理包括更衣、进食、如厕、洗漱、修饰（梳头、刮脸、化妆）等。交流包括打电话、阅读、书写、使用电脑、识别环境标志等。家务活动包括购物、备餐、洗衣、使用家具及环境控制器（电源开关、水龙头、钥匙）等。最简单也最常用的日常生活活动能力国际通行标准有 6 项指标，包含了以下6 种日常生活活动能力。

（1）穿衣：自己能够穿衣及脱衣。

（2）移动：自己从一个房间到另一个房间。

（3）行动：自己上下床或上下轮椅。

（4）如厕：自己控制进行大小便。

（5）进食：自己从已准备好的碗或碟中取食物放入口中。

（6）洗澡：自己进行淋浴或盆浴。

老年人精神健康小处方

丧失其中1~2项功能就可以称作轻度失能，丧失3~4项功能称作中度失能，丧失5~6项功能即可称为重度失能。

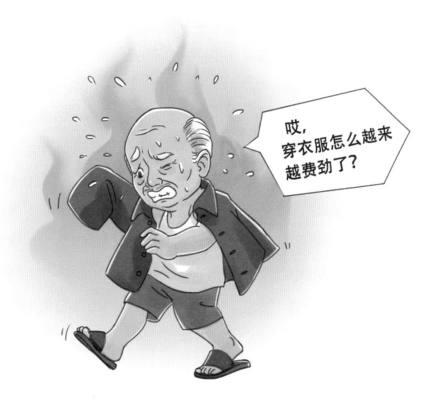

101. 如何识别失能老年人的烦恼

导致老年人失能的原因多种多样，既可能是疾病，也可能是情感心理等问题。失能可能使老年人的依赖程度大幅度提高，不仅仅需要生理上的照顾，而且需要心理上的关注。当老年人原来能做的很多事情突然做不了时，很容易出现情感障碍，一方面是疾病诱发的身体功能改变导致的情感障碍，另一方面来源于为家庭增加负担后的自责感。最常见的情感障碍就是焦虑、抑郁，老年人的这些"烦恼"往往无处诉说，而这一类问题很难通过自我调节解决，需要用医学手段进行干预。其实生活中很多小细节能够帮助我们发现这些问题，比如老年人出现无精打采，闷闷不乐，吃不香，睡不好，做什么都觉得没意思，就可能是抑郁症的早期症状，若不及时给予干预很可能导致严重后果，不仅仅会影响老年人的生活质量，甚至可能导致自杀。

抑郁往往还伴随焦虑。焦虑包含两个方面：心理症状及躯体不适。心理症状主要是对还没有发生的事物感到坐立不安，因担心而难以集中注意力、感到紧张恐惧；躯体症状多种多样，全身都可能不舒服，如疼痛、头晕、失眠、心慌、气短、憋气，或者消化不良、腹胀，甚至排尿增多或排尿困难等表现。焦虑水平较高往往意味着自杀风险增加、疾病持续时间更长以及治疗效果较差。所以，在帮助失能老年人维持功能和提供照护的同时，还需要关注老年人的心理健康，发现焦虑、抑郁的倾向应该寻求医生的帮助。

102. 失能老年人如何摆脱"无用感"

晚年失能不仅给个人和社会带来巨大负担，还会给老年人增加很大的心理压力，让老年人产生"无用感"。家人如果发现老年人存在这个问题，一方面可以通过改善老年人的生活能力、和老年人进行及时良好的沟通来减轻老年人心里的自责感，另一方面可以寻求医生的帮助，让老年人接受心理、药物干预和康复训练，减轻老年人对家人的依赖会有效消除老年人的"无用感"。不同疾病特征的老年人，改善能力的策略往往各不相同，如通过抗抑郁、抗焦虑治疗减轻老年人的焦虑、抑郁情绪，通过手术治疗白内障和骨关节病，通过控制体重减轻肥胖，通过营养支持改善消瘦、乏力，通过身体活动增强力量，借助假体和辅助装置（如助听器、假肢、踝矫形器）改善功能。

另一个减少老年人"无用感"的方法就是减少对老年人的要求。如果通过治疗基础疾病患者的躯体功能仍然得不到足够改善，就应考虑增加补偿策略，降低老年人完成任务的难度。对视力不好的老年人可以增强光线，采用高对比度或者低眩光照明；使用轮式移动设备如助行器、轮椅帮助老年人移位；改造环境如改阶梯为坡道，给墙壁增加扶手，使用浴缸、淋浴椅或者加高的马桶座圈；增加人力帮助，在生活环境中让老年人做一些适应性训练来帮助老年人重新学习在新状况下做事；必要时可以请求专业人士的帮助，专业的老年评估与管理团队可为失能老年人提供多学科医疗康复服务。

（刘丽欣）

（六）善始善终，无憾告别

103. 老年人知道预期寿命不长时会经历哪些心理阶段

预期寿命可以简单理解为预期还能存活的时间长度。当知道自己的预期寿命不长时，意味着生命走到临终阶段，将不得不面对死亡。这时候一般会经历 5 个心理阶段，分别是否认阶段、愤怒阶段、协议阶段、忧郁阶段和接受阶段。

（1）否认阶段：当知道自己病重即将面临死亡时，人的第一心理反应就是"天哪，不会吧，这不是真的！"对此极力否认，拒绝接受事实。往往表现为病急乱投医，以求证医生的诊断。这个阶段的长短因人而异，大部分患者能很快接受现实，而有些人会坚持否认直至生命最后。

（2）愤怒阶段：当否认阶段无法再持续时，患者常常会表现出生气与激怒，会产生"为什么是我？这不公平"的心理，这个阶段患者会将愤怒的情绪向医护人员、朋友、家属等亲近的人发泄，以表达内心的不平。

（3）协议阶段：此时愤怒的心理会逐渐消失，开始接受濒死的事实。为了尽量延长生命，可能会做出许多承诺作为交换条件，出现"请让我好起来，我一定……"的心理。患者一般会表现得相对和善，对自己的病情抱有希望，能够积极地配合治疗。

（4）忧郁阶段：当发现自己身体状况日益恶化，妥协和协商无法阻止死亡进程时，会产生很强烈的失落感，出现悲伤、退缩、情绪低落、沉默和哭泣等反应，会要求与亲朋好友见面，希望由喜爱的人陪伴照顾。

（5）接受阶段：是临终的阶段。在所有的努力、挣扎之后，患者会变得平静，产生"好吧，既然无法选择，那就去面对吧"的心理，接受即将面临死亡的事实。这个时候患者会喜欢独处，睡眠增加，情感减退，相对平静地等待死亡的到来。

104. 如何克服离世带来的心理恐惧

不管是老年人还是年轻人，在面临死亡的时候都会产生恐惧的心理，这是非常正常的事情。老年人随着年龄的增长，身体逐渐变老，会因感觉死亡也许就在不远处而产生恐惧。这种恐惧的心理会影响生活，也会对自身的健康造成很大伤害。怎样才能摆脱离世带来的心理恐惧呢？

首先，要对死亡有科学的认识。生老病死属于人类的自然规律，是无法抵抗的。死亡其实并不是那么可怕，死亡之后的人就像睡着了一样，最终会归于自然。

其次，少一些胡思乱想，尽量丰富生活。胡思乱想只会带来更多的恐惧。为了避免死亡恐惧的加重，要及时调整自己的生活，使生活变得丰富多彩。所有人的每一天都在离死亡越来越近，但是我们应该在有限的生命里让生活变得充实，这样能够避免陷于死亡恐惧的情绪中不能自拔。

最后，保持积极乐观的心态，以积极乐观的态度去面对生活。多结交一些朋友，向朋友倾诉这些恐惧，请他们帮助自己开解。多与豁达的朋友交流，他们也许会给予更乐观的答案。知道别人更坦然地看待和接纳死亡，能够减少自己对死亡的恐惧感。

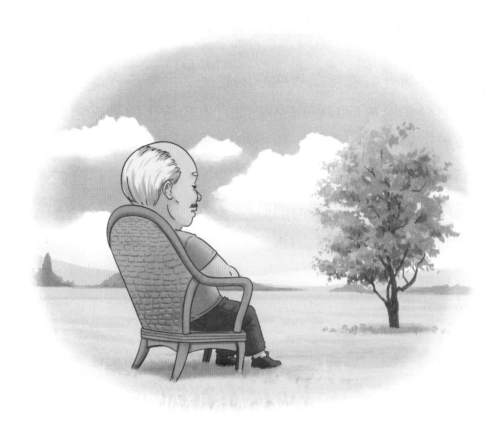

105. 临终前应考虑些什么问题

当预知生命即将走到尽头的时候，难免会考虑死亡和去世后的一些问题。首先，要有心理准备。人终有一死，谁都免不了，尽量坦然地接受一切。其次，把自己最后一段旅程安排好。在最后的一段时间内，与子女们沟通好临别事宜，比如联系所有亲人到场，做最后的告别和交代；提前将自己的财产向子女们交代清楚等；要准备好自己的身后事，提前考虑送回家安葬还是在殡仪馆举办仪式等问题，这样能最大限度地满足自己的愿望。也建议子女们在征求老年人意见的基础上商量好葬礼事宜，尽量考虑周全。

106. 逝者家属常见的心理问题有哪些

每个人都会有遭遇变故伤心的时候。失去亲人的心理打击是沉重的，当亲人离世时，再坚强的人也会希望得到来自亲友的关心和安慰。如果亲人的死亡是突如其来、完全在意料之外的，这样的冲击往往比可预期的死亡更加令人难以承受，由此带来的哀恸反应可能会更强烈，哀恸的时间会持续更久。

在面临亲人突然死亡的事实时，家属的心理会经历不同的状态。家属通常会先感觉到震惊，并且难以置信，甚至会暂时麻木。接下来难过、悲伤的情绪会一涌而出，家属会开始哭泣甚至陷入极度悲伤的情境。在接下来的几个星期甚至几个月的日子里，家属可能会出现类似抑郁的状态，如出现强烈的失落感，持续情绪低落，毫无食欲，无法集中精神，不想和任何人说话，对什么事都没有兴趣等。

家属的悲伤一方面是重大失落后的心理反应，另一方面也掺杂了当家属想到亲人生前所承受痛苦的哀伤时，感到不舍与不忍。

107. 亲人离世后如何进行心理调适

首先，要接受亲人离世的事实。从得知亲人离世，到接受这个事实需要一个过程。有的人不愿接受，仍然否认事情发生，逃避现实，幻想着还可以将失去的追回，停留在过去的阴影当中，不愿与过去切割。这个时候如果不能接受现实，应该及时与其他亲友沟通，不用避讳谈论那个去世的亲人。如果一直不能回到现实中，建议寻找专业的心理医师进行干预。

其次，要将悲伤的情绪发泄出来。家属接受现实之后，哀痛的情绪可能就会发泄出来，这是正常的过程。有的人用工作、旅游或烟酒来转移注意力，这只是把问题暂时掩盖住。悲伤的情绪终究要宣泄排解，这是恢复的过程。完全封闭或孤立自己，悲伤的情绪得不到适当释放，也容易导致抑郁及其他心理问题。能够在想哭的时候哭出来，其实是一件好事。有些人不愿哭出来，原因可能是他们需要时间和空间，想以自己的方式表达悲痛。但是如果持续想哭却哭不出来，最好去看一下心理医生。另外，向亲人、朋友倾诉对逝者的思念，可以将郁结在心中的感情抒发出来，反而更能帮助走出哀痛。

最后，重新适应一个新环境。逝者离去后，相关的人际关系都产生了变化。原本对逝者的身心依赖，如今都要重新找到解决的办法，这是个长期适应的过程。需要注意的是，一定不能害怕和抵抗走出来。

108. 如何慰藉逝者家属

对于逝者家属，要给予足够的关心和照顾，让家属重新找到对生活的依恋，从而减轻丧亲的哀伤。家属看到逝者的遗物，睹物思人，会不断地强化思念之情，加深精神上的痛苦。因此，不妨把一些遗物暂时收起来，帮助家属将注意力转移到现实和未来的生活中。

亲人离世后，原来的一些生活方式被迫改变，家属很容易陷入悲伤的情绪。试着安慰家属积极地调整生活方式，培养兴趣爱好，减少对旧生活的眷恋。

倘若逝者家属极度悲伤，可以在他/她大哭一场的时候陪伴在侧。倾听他/她的诉说，告诉他/她仍然有人关心他/她，愿意帮助他/她。当家属思念逝去的亲人时，可以引导他/她看看亲人的照片，抚摸亲人用过的东西，一起回忆以前相处的美好时光，这在一定程度上能使家属心理得到补偿。

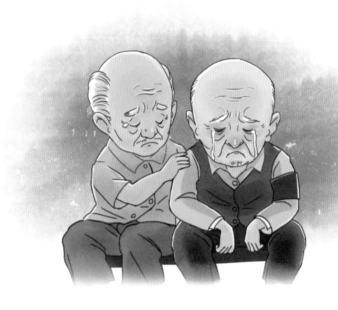

109. 最后的告别，如何减少亲人的遗憾

在面临自己最亲的人死亡的那一刻，每个人心里都会有巨大的伤痛。因为在乎，所以不愿分离，但是每个人的终点都是一样的。我们能做的是在亲人有生之年多陪伴和照顾，珍惜剩余的时间。

自己的心态要放平，只有自己的身心保持健康积极，才能给亲人最好的精神支撑和照顾。在陪伴亲人的时候，建议多讲一些积极的、正能量的事情，创造相对温馨和平静的氛围。同时，要加强自身的锻炼和适当休息。如果把自己的身体累垮，亲人也会产生负罪感，反而对病情不利。

积极地开导临终的亲人，面对生活的每一天。人在离别的那一刻，思绪是很复杂的，总觉得这一天来得太快，不想过早离去，精神上的压力特别大。这个时候我们能做的就是尽力安抚，关注当下的事情和感受，让亲人觉得此刻的生活依然值得。

不妨陪亲人做一些力所能及的事情。亲人在面对离别的那一刻，总会感觉有一些事情还没有完成，这个时候我们应该尽量去帮他们实现心中的愿望。比如老年人想看看没有见过的东西，见见许久未谋面的老朋友，不妨尽可能地满足他们，让他们觉得虽然剩余时间短暂但仍然美好且值得期待。

让老年人感受到有亲人与他一起面对难题，自己不是孤独无助的。保持良好的沟通和配合，就会减少彼此的遗憾。

（刘向国）

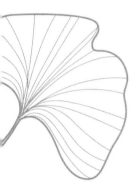

图书在版编目（CIP）数据

老年人精神健康小处方/北京老年医院组织编写；
吕继辉主编. --北京：人民卫生出版社，2023.9
（相约老年健康科普丛书）
ISBN 978-7-117-35178-2

Ⅰ.①老…　Ⅱ.①北…②吕…　Ⅲ.①老年人—心理
健康—普及读物　Ⅳ.①R161.7-49

中国国家版本馆CIP数据核字（2023）第174739号

人卫智网	www.ipmph.com	医学教育、学术、考试、健康，购书智慧智能综合服务平台
人卫官网	www.pmph.com	人卫官方资讯发布平台

相约老年健康科普丛书
老年人精神健康小处方
Xiangyue Laonian Jiankang Kepu Congshu
Laonianren Jingshen Jiankang Xiaochufang

组织编写：北京老年医院
主　　编：吕继辉
出版发行：人民卫生出版社（中继线010-59780011）
地　　址：北京市朝阳区潘家园南里19号
邮　　编：100021
E - mail：pmph @ pmph.com
购书热线：010-59787592　010-59787584　010-65264830
印　　刷：北京盛通印刷股份有限公司
经　　销：新华书店
开　　本：787×1092　1/16　印张：9.5
字　　数：106 千字
版　　次：2023年9月第1版
印　　次：2023年10月第1次印刷
标准书号：ISBN 978-7-117-35178-2
定　　价：49.00 元

打击盗版举报电话：**010-59787491**　**E-mail：WQ @ pmph.com**
质量问题联系电话：**010-59787234**　**E-mail：zhiliang @ pmph.com**
数字融合服务电话：**4001118166**　**E-mail：zengzhi @ pmph.com**

52检